抗衰老"革命"

乔志恒 姜志高◎编著

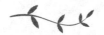

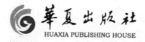

华夏出版社
HUAXIA PUBLISHING HOUSE

一切财富，

唯有健康才是最大的财富。

拥有健康，就拥有一切；

失去健康，就失去一切。

本书采用问答写作方式，阐述人们执着追求的健康长寿热门话题，内容丰富，观点新颖，通俗易懂，颇具超前意识、时代感、新鲜感。

本书介绍抗衰老"革命"。抗衰老是指用科学方法抑制、延缓机体衰老过程，促进机体整体健康，使机体在遗传因素决定寿限内，保持较好智力和体力。抗衰老也像其它事物发展和变革一样，在观念上要经历从旧观念到新观念的转变过程。从人类生理学角度讲，人类自然寿命应在 100～120 岁，但实际上我们大多数人达不到这个目标。临床一些研究资料表明，长寿总是和健康联系在一起的。长期保持身体健康状态，有利于延长人类自然寿命。因此，我们强调抗衰老"革命"，强调健康长寿在于追求，健康长寿在于执著追求。

本书内容分为 12 篇，64 章，×××问答题：强调抗衰老"革命"，人与自然"天人合一"宇宙观；强调"六高一低"症是导致"过劳猝死"、"英年早逝"主要元凶；强调人体"五大"本能训练：即呼吸功能训练、睡眠功能训练、节制饮食训练、运动功能训练、免疫功能训练；并简要介绍心理调节，健康管理等。

全书思路清晰，立论客观，观点明确，方法具体，将科学性、实用性、可操作性融为一体，是一本不可多得高级科普读物。这本书，中青年可以读，有助于中年知识分子、高级白领，艺坛名人，有效防治"猝死"和"过劳死"，以逃脱"英年早逝"劫难；这本书，老年人可以读，可参照书中内容，去模仿、去体验、去实践，有助于实现健康长寿，快乐百岁不是梦的目标。

乔志恒

内容提要

　　本书采用问答写作方式，阐述人们执着追求的健康长寿热门话题，内容丰富，观点新颖，通俗易懂，颇具超前意识、时代感、新鲜感。

　　本书将哲理性、纪实性和故事性融为一体，积极向上，生动活泼，给人以启迪。内容分为 12 篇：强调抗衰老"革命"，人体"五大"本能训练。即呼吸功能训练、睡眠功能训练、节制饮食训练、运动功能训练、免疫功能训练等。并简要介绍心理调节，健康管理，"六高一低"症。论述中国传统医学对抗衰老研究的卓越贡献等。

　　本书适合于中老年朋友、老年工作者，以及执着追求健康长寿的读者阅读。

目 录
contents

1

❂ 第六篇

节制饮食训练

❂ 第七篇

运动功能训练

● 第十二篇

深度领悟"防病胜于治病"的理念

● 附　录

第一篇
人与自然

第1章 "天人合一"宇宙观

中国传统医学对科学的第一个卓越贡献，就是著名的"天人合一"宇宙观。"天人合一"宇宙观，从两个方面来探索人与自然的关系：一是从天地（大宇宙）本质与现象来看"天人合一"内涵；二是从生命（小宇宙）本质与现象来看"天人合一"内涵。

问 1.1.1　什么是天地？

"天"指的是宇宙天地，也即大自然。天没有意志，没有目的，是由物质构成的。具体地说，是由"气"这种物质构成宇宙万物。气分阴阳："阳气轻清，上升为天；阴气重浊，下降为地。阴阳二气，运动、变化，就产生天地。"《素问》

问 1.1.2　大宇宙何意？

大宇宙是指天地按一定规律运动，天气下降，地气上升，天地相交，就产生了四时气候变化；五大元素（木、火、土、金、水）则生成万事万物。大宇宙正常活动，遵循一定自然规律，但在异常活动时，则出现瞬间万变、山崩地裂、江河倒流、喜怒无常的情况。

问 1.1.3　为什么说人体是小宇宙？

1. 中国传统医学认为：人天同象、同类，天地是大宇宙，人体是小宇

宙，人体结构体现天地结构。《内经》

2．天地与人体结构比较："天有日月，人有两目。地有九州，人有九窍。天有风雨，人有喜怒。天有雷电，人有音声。天有四时，人有四肢。天有五音，人有五脏。天有六律，人有六腑。天有冬夏，人有寒热……"《灵枢·邪客》

第 2 章　人与自然和谐统一

问 1.2.1　何谓人与自然和谐统一？

1. 中国传统医学认为：人是宇宙万物之一。人与自然的关系，息息相通，休戚相关，自然界各种运动变化，如季节更替、地域差异等，都会直接或间接地影响人体，而人体对这些影响，也必然相应地反映出各种不同的生理活动或病理变化。

2. 人是自然环境的产物，人与自然的关系是"同气相求，同类相应；顺则为利，逆则为害"。因此，人与自然的关系是和谐统一，适者生存是自然普遍规律。《内经》

3. 人体发生功能异常，久而久之则导致疾病，而保健医疗，康复调理，均应顺其自然，激发人体自愈力和免疫功能，方能收到满意的效果。

第3章 功能医学ABC

问 1.3.1 什么是功能医学？

1．功能医学（Functional Medicine）从字面释义有两个方面：一是"功能"，是指人体、器官、肢体特征性活动能力。如手的功能是利用工具或徒手劳动；足的功能是支撑身体或走路；胃肠的功能是消化食物、供给身体营养物质；心的功能是主宰周围血液循环；肺的功能是呼吸；脑的功能是思维等。人体各部位、各器官、各组织，有自身的活动特征及功能状态，而功能不可互相取代。二是"医学"，WHO把医学划分为四个部分：保健医学为第一医学，预防医学为第二医学，临床医学为第三医学，康复医学为第四医学。

2．人们称谓的功能医学，则是指人体的一种生理过程，或称生理状态，是以医学为基础的科学，其应用是以人的生存环境、生活方式、饮食习惯、社会心理等，从多视角、多因素、多层面综合考虑来作为保健医学的指标，而不是单纯地治疗某些疾病和病变。

3．功能医学的宗旨，不仅是治疗疾病，更重要的是倡导维护健康，利用各种特殊的功能性检查、传统的医学检查认识人体、诊断疾病、病理分析，主要采用形态结构系统的分析方法。例如：X线摄影、CT、MRI、超声、细胞组织学检查等，这些形态结构系统的检查方法，是侦测器官的损伤程度，以及解剖生理上的器质性改变；而功能医学检测则不同，是检测器官功能方面的变化，也就是信息控制系统的定向性和流通性的变化。

问 1.3.2 功能医学有哪些检测评估方法？

1. 功能医学检测，有无创、无痛、无辐射、无污染、绿色环保等优点，一般检测只需收集个人唾液、血液、尿液、粪便、毛发等，即可评估人体器官功能，而非单纯的器官器质性改变，这正是功能医学的主要原则之一。

2. 功能医学是检测人体健康状态，着重评估器官的功能变化，运用物理学、化学和生物学等实验方法，检测人体在无临床症状前，器官功能状态发生的变化。特别是那些潜在的、隐性体征，有助于早期发现、早期诊断、早期治疗、早期康复。而传统医学检查方法，则着重检查器官的器质改变，如损伤、炎症、溃疡、肿物等；在医学上这两者之间，不但不互相排斥，反而是互为补充，使保健医学与临床医学更好地结合，可达到维护人体健康和治疗疾病的最佳目的。

3. 在有些抗衰老医学研究方面，针对"六高一低"症，开展前赡性研究工作，实施保健医疗服务模式，开展个性化量身定制，把先进的功能医学检测，作为抗衰老和预防保健医疗的手段，为老年人提供先进、完善的科学抗衰老医学服务。

问 1.3.3 功能医学检测有何意义？

1. 洞察人体现在及将来的功能状况

（1）任何疾病的形成，都需要相当的时间，甚至一二十年的时间累积，在我们器官未发生病变之前，通常先是器官功能下降，当功能下降到一个临界点时，我们的器官才产生病变，这也就是所谓的量变到质变的过程。

（2）如果能在生病之前，了解到各个器官的功能指数是否在正常范围之内，发现那些已经下降的指标，及时通过科学方法进行调理，这样也就能防患于未然。

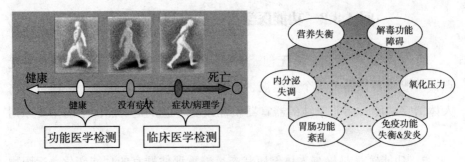

图 1-3-1　功能医学检测示图

2．查找导致亚健康的原因

亚健康形成的原因很多，功能医学检测有助于查找亚健康发生的原因，是身体内各种微量元素缺失，检测指标的下降，休息与锻炼的确有一定改善作用，但是并不能提升我们身体各种微量元素和指标。而具体检测出身体那些已经不在正常范围的微量元素和指标，这些也就是造成我们亚健康的原因。

3．查找人体发生早衰的原因

人体衰老有各种各样的原因，但总的来说，每种影响衰老的因素，都是因为人体内的器官指标变化所形成的。也就是说，人体指标发生变化才引起衰老。我们每个人指标的变化程度不一样，衰老程度也就不一样。我们只有真正了解人体健康和衰老的指标，才能明白我们为什么比同龄人显老。查明原因，有的放矢，才能真正做到科学保健，延缓衰老的目的。

4．告诉你衰老速度是多少？

功能性医学检测，能让我们了解人体哪些指标，会对我们身体衰老产生影响。我们通过各项检测指标综合分析，就能评估衰老的速度是否正常？同一般人比是缓慢还是加速？

5．告诉你应该补充哪些营养食品？

有些人常补充一些保健食品，不论是听朋友介绍，还是根据自身状况，选择的保健食品，在一定程度上带有盲目性。如果你通过功能检测，就可做到缺什么补什么，并根据自身代谢反应，然后决定补充剂量多寡。

问 1.3.4　功能医学有哪些项目？

1. 营养元素：营养元素平衡性分析、氨基酸平衡性分析、抗氧化维生素分析、脂肪酸平衡性分析。

2. 毒素及排毒：毒性元素分析、环境荷尔蒙分析、慢性食物过敏原分析、氧化压力分析、雌激素代谢评估。

3. 器官功能：心血管代谢症候群评估、肝脏解毒功能分析、男女荷尔蒙健康评估、压力荷尔蒙评估。

问 1.3.5　功能医学有哪些检测方法？

1. 营养元素平衡评估：营养元素平衡性分析、氨基酸平衡性分析、抗氧化维生素分析、脂肪酸平衡性分析。

2. 毒素与排毒功能评估：毒性元素分析、环境荷尔蒙分析、慢性食物过敏原分析、氧化压力分析、雌激素代谢评估。

3. 器官功能评估：心血管代谢症候群评估、肝脏解毒功能分析、男女荷尔蒙健康评估、压力荷尔蒙评估。

4. 基因检测：发现人体引起遗传性疾病的突变基因，是了解我们身体的遗传基因和易感基因，但是却不能掌握易感疾病的发展状态，更不能提供实质性的方法来预防疾病。

5. 全面性、系统性：功能医学检测不是针对人体某一部分器官检查，而是从人的基因、生活形态、环境、饮食、心灵这些方面逐个开展，系统地研究一切可影响健康及疾病背后的各种错综复杂的因素。

6. 非侵袭性检测：功能医学检测只需收集个人的粪便、尿液、唾液、血液及毛发进行分析、检测，评估人体六大功能系统，如生理代谢功能分析、内分泌系统分析、营养状况分析、免疫系统分析、环境毒素分析、肠胃道系统分析。

注："六高一低"症评估，有哪些主要检测方法呢？请参见本书第二篇第 2 章"六高一低"症解读。

第4章 人体结构与功能状态

问 1.4.1 宏观人体结构有哪些系统？

现代生理学研究认为：从宏观角度讲，人体主要有两大体系统：形态结构系统和功能结构系统（信息控制系统）。

1. 信息控制系统生理学，研究人体生命本质表明，人体不仅在于形态结构系统的完整性，还在于信息控制系统的定向性和流通性。因此，在医学研究时，不仅应有形态结构的理论和观点，而且必须具有信息控制系统，心理精神系统的理论和观点；既运用形态结构的分析方法，又必须同时运用信息控制系统的分析方法。

2. 信息控制系统生理学，研究人体的主要方法，它阐明传统医学和现代医学在认识人体方面的区别。现代医学认识人体、诊断疾病、病理分析，主要采用形态结构系统的分析方法。例如：X线摄影、CT、MRI、超声、细胞组织学检查等，均属于形态结构系统的检查方法。现代医学及其生理学，主要是物质能量系统，即形态结构系统的医学和生理学，它诊断和治疗疾病，主要是物质能量的形态结构系统。这就是现代医学使用的传统分析方法论。传统医学认识人体，主要是采用信息控制系统，即"黑箱"操作的分析方法。例如：量子共振检测（QRS、Bestron）、生物电分析、经络检测、细胞动力分析等，均属于信息控制系统的检查方法。所以古典传统医学及其生理学，主要是信息控制系统的医学和生理学，它发现和治疗疾病的主要方法，是一种崭新的分析方法论——信息控制系统分析方法论。这就是现代医学理论，无法解释古典传统医学理论的根本原因。

3．人体是立体、多维的结构，科学的研究方法，切忌"只见树木，不见森林"，避免片面地观察问题、分析问题。在临床研究工作中，强调人体是一个统一的有机整体，即"整体观念"。既要讲究应用形态结构的分析方法，也要善于应用信息控制论的分析方法。只有从整体观念出发，全面地观察问题、研究问题，才能得出客观正确的结论。

问 1.4.2　何谓人体功能状态？

从人体整体状态而言，人体功能状态主要有：人体健康状态、人体亚健康状态、人体疾病状态。

问 1.4.3　何谓人体健康状态？

1．健康对于每一个人都梦寐以求！这是因为，拥有健康，就拥有一切；失去健康，就失去一切。

那么，何谓健康呢？在《辞海》里，对健康是这样描述的：人体各器官系统发育良好、功能正常、体质健壮、精力充沛，并具有良好的劳动能力的功能状态。通常用人体测量、体格检查和各种生理指标来衡量。

2．健康（health）在古英语中，有强壮（hale）、结实（sound）和完整（whole）之意。而不仅是主观感觉良好的状态，或未被医生检查出的有病状态。表面健康的人，可能是一个带菌者；也可能是体内潜在患病风险因素，尚未引起明显反应。例如：癌症潜伏状态（或称静止状态）可达几年到几十年，临床上是常见的。

3．1978 年 WHO 在阿拉木图的宣言中，附有关于健康的定义。提出健康状态的概念是：没病并非健康，健康乃是身体上、心理上和社会适应上的完满状态，而不仅仅是没有疾病和虚弱。后来，根据这个健康定义，又提出健康 10 条标准：

（1）精力充沛，对日常工作和生活，不感到过分紧张和疲劳。

（2）乐观、积极，勇于承担责任。

（3）善于休息，睡眠良好。

（4）应变能力强，能适应环境的各种变化。

（5）抗病能力强，对一般感冒、传染病具有抵抗力。

（6）体重适中，身体匀称、站立时头、肩、臂比例协调。

（7）眼睛明亮，反应敏锐，眼睑不浮肿。

（8）牙齿清洁且坚，无缺损、无痛感、无龋齿、齿龈色泽正常，无出血现象。

（9）头发有光泽，无头屑。

（10）肌肉丰满，皮肤富有弹性，走路、活动感到轻松。

4. 从现代健康概念看，健康的含义大致包括下列四个方面：

（1）生理健康：是指人体结构完整，生理功能正常。

（2）心理健康：情绪稳定，积极向上，热爱生活，知足常乐，有良好的心理状态，人与人之间具有同情心、爱心、和睦相处，善于交往。

（3）道德健康：道德的最高标准是无私奉献，最低标准是不损害他人，不健康的标准是损人利己或损人不利己。

（4）适应健康：适应良好是指能胜任社会生活中的各种角色；适应不良是指缺乏角色意识，即一位好大夫，不一定是位好父亲或好母亲，或好丈夫、好妻子。

问 1.4.4　何谓人体亚健康状态?

1. 世界卫生组织（WHO）指出：21 世纪威胁人类健康的"头号杀手"是生活方式病，特别是亚健康状态（Sub-Health state）。这就是说，人类社会发展到今天，亚健康状态这个过去从不被人们认识的"盲区"，今天变成了人体潜在风险，成了人类"大敌"。

2. 亚健康状态是指身体生理功能减退或在病前体内发出的一系列异常信息，使身体处于健康和疾病之间的一种功能状态。虽说在临床上没有明显体征或器质性病变，但在功能上却有许多表现、不适症状和心理体验。

3．我国学者研究发现：在当今社会里，有一个庞大的群体，身体经常感到疲劳、精神欠佳、体力"透支"、免疫能力低下，易患感冒，自然衰老加速，处于心、脑血管病或其他慢性病前期，但到医院检查未发现器质性病变，医生称这种状态为"亚健康状态"。

4．亚健康状态是当今社会关注的热点问题。国内、外研究结果表明：在现代社会人们的健康状况符合 WHO 规定标准的，仅占人群总数的 15%；被确诊患有各种疾病的，亦占人群总数的 15%；处于健康与疾病之间的亚健康状态（又称第三状态），约占人群总数的 70%。

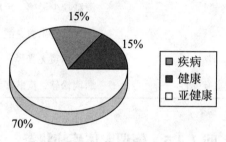

图 1-4-1　人体功能状态图示

5．亚健康状态包含如下情况：

（1）生理功能减退，身体出现轻微症状或不典型的亚健康状态。

（2）体内潜在患病风险因素（见六高一低症）。

（3）无明显临床症状，但体内已有病理信息和器质性改变。

（4）病后恢复期或康复中的患者。

（5）年龄在 65 岁以上的人群。多种患病风险因素，可突发重症或猝死。

6．有人认为：亚健康潜伏期为 8~10 年，如果不注意早期预防、早期康复调理，错过最佳健康医疗时机，那么必将导致难以预料的严重后果。

7．非常遗憾，截至目前，无论国际还是国内，对亚健康还没有一个统一的评估或诊断标准，没有一个统一的规范治疗方案，医生能够做的，就是推荐健康生活方式，指导培养健康行为或健康生活习惯，进行系统健康管理，只能对少数亚健康者进行调理性康复医疗，防患于未然，使之"走出亚健康"，重享健康人生。

表 1-4-1　健康与亚健康特征对照表

健　康　状　态	亚　健　康　状　态
1. 精力充沛	常感疲劳、体力不支
2. 乐观、积极	情绪消沉或紧张
3. 睡眠良好	失眠或不易入睡，睡眠质量差
4. 应变能力强	应变能力差
5. 抗病能力强	易患感冒，免疫能力低下
6. 体重适中，身体匀称	肥胖或消瘦
7. 眼睛有神，反应敏锐	眼睛缺少灵感、反应稍迟缓
8. 牙齿清洁且坚	牙齿常有出血、龋齿、空洞
9. 头发有光泽，无头屑	头发枯黄无光泽、脱屑、脱发
10. 肌肉丰满，皮肤富有弹性	肌肉松软，皮肤多皱褶。

问 1.4.5　何谓人体疾病状态？

1. 所谓疾病状态，是人体在一定条件，由致病因素引起一种复杂而有一定表现形式的病理过程和病理状态。这时候，人体正常生理过程和功能状态遭到破坏，表现为对外界环境变化适应能力降低，劳动能力受到限制或丧失，并出现一系列临床症状和体征。

2. 在疾病发生和发展过程中，致病因素与人体生理防卫机制之间，进行着不间断的斗争，直至疾病痊愈或人体死亡，这个斗争才告终结。

3. 疾病种类很多，临床表现千变万化，医疗保健目的，在于消除致病因素，激发人体生理调节机制，发挥人的主观能动作用，增强机体防卫和代偿能力，并加速人体从疾病状态转化为健康状态。

4. 从整体上说，疾病可划分为器质性疾病和功能性疾病两种。器质性疾病是指在人体组织结构上，有病理性变化的疾病。功能性疾病则是指在功能上，表现为某一疾病所特有的症状，但在组织形态结构上却没有异常变化。

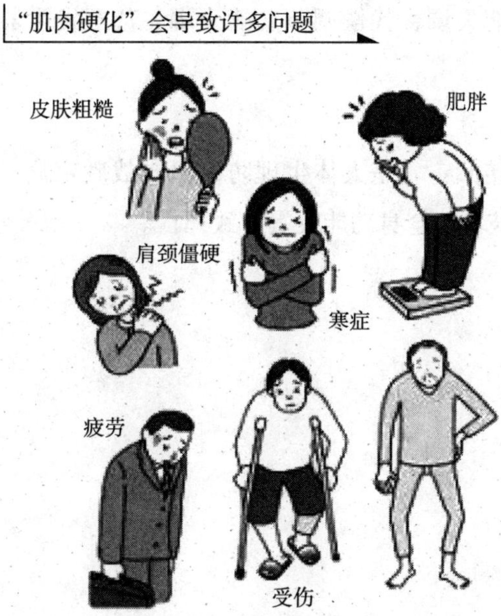

图 1-4-2　人体疾病状态

5. 人体受到致病因素损害之后，一般出现如下反应阶段：

（1）无反应期

人体虽然受到致病因素侵害，但是尚未引起机体反应。这时，人体主要通过自身生理调节机制，抵御致病因素的侵害。

（2）隐性反应期

随着致病因素增强或时间延长，导致人体生理信息控制、物质代谢产生某些变化，虽说这些变化对人体功能无大妨碍，但在微观方面（细胞水平、亚细胞水平、分子水平、基因水平）已经受到损害。这种不完全、轻微、时隐时现的反应，称为隐性反应期。

（3）明显反应期

人体因受到致病因素日趋严重损害，体内产生一系列明显的不良反应，而构成生理功能失调、代谢障碍等，这时人体功能处于代偿调节状态，即亚健康状态。

（4）临床发病期

这时因致病因素"兴风作浪"，人体"内环境"和正常功能状态遭到严重破坏，生理功能失调，代偿调节功能衰竭，甚至发生器质性改变，使身体处于疾病状态。

（5）疾病转归期

疾病有两种转归：一是人体生理防御机制战胜疾病，恢复健康；二是代偿调节机制被破坏，全身功能衰竭导致死亡。

第二篇
从"英年早逝"谈起

第1章 "过劳猝死"引发的思考

问 2.1.1 什么是"英年早逝"？

1. "英年"是指人们正值花季年龄，年轻时的大好时光。

2. "英年早逝"是指正当风华正茂、学有所成、为国效力之时，便不幸离开人世。这是个人的不幸，也是家庭的不幸，还是国家的不幸。

问 2.1.2 何因频频发生猝死？

1. 据报道：中国科学院所属 7 个研究所和北京大学专家、教授，曾在 5 年中有 134 人谢世。其平均年龄为 53.3 岁，比全国人均寿命约低 20 岁。分析专家、教授及中年知识分子，发生"猝死"或"过劳死"的原因是：体质下降，慢性病多发，大多数是由于劳逸失度、无节制加班加点，失去正常规律生活，长期患有亚健康的"六高一低"症，没有引起足够重视，没有积极防治而造成的恶果。

2. 近几年来媒体频频报道：2005 年 8 月 18 日，著名小品演员高秀敏，因为心脏病突发去世，而她年仅 46 岁；2006 年 12 月 20 日，一代相声大师马季，在家中突发心脏病，抢救无效逝世；2007 年 6 月 23 日下午，著名笑星侯耀文，又因突发心肌梗死而猝死；此外还有陈晓旭、牛振华、付彪等许多名人，也仿佛是在一夜之间，就离开了喜爱他们的观众。据有关医学专家介绍：压力大，工作忙，不注意饮食和休息，是众多名人意外发病，甚至死亡的根本原因。

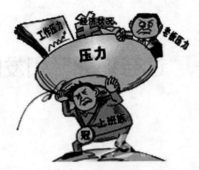

图 2-1-1　"过劳猝死"源头

问 2.1.3　英年早逝引发人们的思考

媒体频频报道：专家、艺坛名人、中年知识分子，发生英年早逝的消息，是耸人听闻吗？不是，它引发人们警觉，引发人们思考。

1. 什么是猝死？什么是"过劳死"？

2. 何因引发猝死和"过劳死"？

3. 猝死和"过劳死"与"六高一低"症有何关系？

4. "未老先衰"与"六高一低"症有何关系？

5. 为何那些专家、教授、艺坛名人、中年知识分子，"英年早逝"发生的概率高于一般群体？

6. 那些专家、教授、艺坛名人、中年知识分子，能逃脱"英年早逝"劫难，防患于未然吗？

……

第2章 "六高一低"症解读

问 2.2.1　什么是"六高一低"症？

"六高一低"症是指高血压、高血脂、高血黏、高血糖、高体重、高度疲劳症和机体免疫功能低下，这是亚健康状态最突出、最主要、最集中的临床表现。

问 2.2.2　为何强调"六高一低"症？

这里强调"六高一低"症防治原因有三。

第一，"六高一低"症在临床上，因不具备某些疾病的诊断条件，而常被临床医生忽视，造成误诊、漏诊；

第二，"六高一低"症所表现出来的临床症状和特征，大多处于正常值的最高限，有患病征兆和潜在发生某些疾病的风险因素；

第三，"六高一低"症是导致"过劳猝死""英年早逝"的主要原因；"六高一低"症是发生"三大疾病"（心血管病、脑血管病和肿瘤）的源头；"六高一低"症是造成我国"三大疾病"死亡的"元凶"。因此我们说：坚持预防为主的方针，加强"六高一低"症的防治，不仅可以防止因突发性疾病"过劳猝死"，而且还可控制"三大疾病"的发生和发展。控制发生"三大疾病"的源头，就可以有效地控制或减少"三大疾病"的发生率、复发率、致残率和死亡率。

问 2.2.3 怎样控制"三大疾病"发生的源头？

欲控制发生"三大疾病"的源头，降低疾病发生率，必须认真做好"六高一低"症的防治和康复工作，这里应注意以下三个问题。

1. 坚持"整体观念"

"六高一低"症防治和康复，要坚持"整体观念"。整体观念，就是把人体内脏和体表各部组织器官，视为一个统一有机整体，既强调人体内环境协调性和完整性，又要重视人体内环境和外环境的统一性，即内环境和外环境协调和统一，内在和外在因素互相作用、互相依存。提高对机体整体性和健康水平的认识，"六高一低"症康复和防治工作才有坚实的基础。制订健康管理计划、康复医疗方案，应注意多因素、多层次、整体性康复医疗，其中包括患者自身康复、家庭和睦、社会适应性康复等。

2. 处理好"三个关系"

"六高一低"症防治和康复，要注意处理好医护人员与患者、患者与疾病、患者与社会环境的关系。处理好这"三个关系"，既需要有一定的工作热情、服务精神，又需要有一定的攻关能力和技巧。

3. 运用多种康复手段

这里我们要强调人体本能训练。

（1）在人的生命活动中，一些初级本能之功能状态，既随着年龄增长而加强，也随着年龄增长而变得衰减。人体本能受人之意识支配，可以通过功能训练，强化本能活动，使这些先天、原始、无意识之初级功能状态，上升到一种有意识、可调控之高级功能状态，达到增强体质、预防疾病和延缓衰老的目的。

（2）人体本能训练的方法包括：呼吸功能训练、节制饮食训练、睡眠功能训练、免疫功能训练、运动本能训练、心理调节等 6 种方法。

（3）"六高一低"症防治和康复，应优选并综合多种手段。这是因为"六高一低"症发生和发展因素是多元、复杂的，我们的康复手段也不应该是单一或一成不变的，否则就不可能奏效。我们采用现代康复医疗方法，应当注意局部与整体、心理与社会、营养与运动、药物治疗与物理疗法、自然疗法等，认真优选，巧妙综合方能取得满意的康复效果。

第3章　高血压预防与管理

问 2.3.1　高血压评估诊断有哪些标准？

按照 1999 年 WHO/ISH（世界卫生组织 / 国际高血压学会），建议使用的血压评估诊断标准：

130~139/ 89 mmHg，亦称临界高血压

轻度高血压：140~159/ 90~99 mmHg，亦称 I 期高血压

中度高血压：160~179/ 100~109 mmHg，亦称 II 期高血压

重度高血压：≥ 180/ ≥ 110 mmHg，亦称Ⅲ期高血压

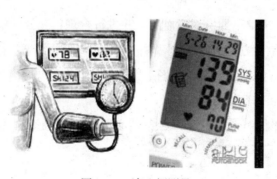

图 2-3-1　高血压测量

问 2.3.1　怎样识别、评估临界高血压？

1. 临界高血压发展为高血压之可能性比血压正常者要大。

2. 临界高血压处于亚高血压水平者，发生心、脑血管之风险也随之增高。研究结果表明：血压水平高低，与靶器官（心、脑、肾）损伤和并发

症的发生有密切关系。

3. 有糖尿病和心、脑、肾损害的人，如果血压处于临界水平，此时就需要进行降压治疗，将血压降至正常或理想水平。

4. 血压是一个情绪"器官"，愤怒、焦虑、恐惧和忧郁等，均可导致血压波动或居高不下，故临界高血压者，保持心态平和、情绪稳定十分重要。

问 2.3.3　高血压康复管理意义何在？

一些研究资料表明：健康的生活方式可使高血压发病率下降 55%；脑卒中下降 75%；脑肿瘤下降 1/3；糖尿病下降 50%，并使生活质量大为提高，人均寿命延长，而所需费用不足医疗费用的 1/10。由此说明，高血压不但可以预防，而且还可以延长人均寿命和大幅减少医疗费用。

问 2.3.4　高血压有哪些预防策略？

1. 早期发现：早期发现高血压，并进行合理、充分的康复治疗，在社区宣传健康的生活方式，戒烟、限酒、减肥、少食盐、增加体育活动等。

2. 控制血压：控制高血压包括明确诊断，对心、脑、血管病风险性评估，药物治疗和非药物治疗等。

3. 预后评估：是以脑卒中、急性心肌梗死发病率和死亡率是否减少为依据。

问 2.3.5　高血压者适合做哪些运动？

大量事实证明，适当的体育运动对防治高血压颇为有益。可指导患者进行如下运动。

1. 散步：对各期高血压者，均可采用。在较长时间步行后，舒张压可明显下降，症状也可随之改善。散步可在早晨、黄昏或临睡前进行，时间一般为 15~50 分钟，每天一两次，速度可按个人身体状况而定。到户外空气新鲜的地方散步，对防治高血压是简单易行的运动方法。

2. 慢跑：慢跑和长跑运动量比散步大，适用于轻症患者。高血压患者慢跑时最高靶心率，每分钟可达 120~130 次。长期坚持锻炼，可使血压平稳下降，脉搏平稳、消化功能增强，症状减轻。跑步时间以 15~30 分钟为宜，速度宜慢，不宜快跑。患有冠心病者则不宜长跑，以免发生意外。

3. 太极拳：适用于各期高血压患者。太极拳对防治高血压有显著作用。太极拳动作柔和，全身肌肉放松能使血管放松，促进血压下降。打太极拳时用意念引导动作，思想集中，心境宁静，有助于消除精神紧张因素对人体的刺激，有利血压下降。太极拳包含着平衡性与协调性的动作，有助于改善高血压患者动作的平衡性和协调性。太极拳种类繁多，有繁有简，可根据个人状况选择。

问 2.3.6　高血压者饮食有何讲究？

1. 限盐补钾：盐即氯化钠，食之过多，易导致高血压，每人每天食盐摄入 3~5g 较适宜；限盐补钾，钾有助于降低血压，多食海带、紫菜、木耳、蘑菇、山药、马铃薯、鱼类等，有助于补钾并防治高血压。

2. 多食蔬菜、水果：多食用含植物纤维较多的蔬菜、水果，如芹菜、菠菜、白菜及香蕉、苹果等。

3. 适量饮酒：一些学者研究发现，饮酒多的人，高血压发生率较不饮酒的人明显增高。饮酒只能适量，不可多饮。

4. 限制脂肪摄入：体重超过正常标准的人，可导致高血压，而减轻体重，限制脂肪摄入量，是降低血压的有效方法之一。

5. 传统食疗法：如山楂粥、桃仁粥、胡萝卜粥、莲肉粥等，对防治高血压有一定作用。

问 2.3.7 高血压者用药有哪些原则？

1. 从小剂量开始。
2. 合理组合（两种药物都使用小剂量），尽可能减少不良反应。
3. 如一种药物疗效反应差，可改换另一种药物，而非加大第一类药剂量或加用第二类药物。
4. 使用一天一次且具有 24 小时降压疗效的长效剂。

问 2.3.8 抗高血压药怎样联合应用？

有许多患者，单用一种降压药物，很难控制高血压，但副作用明显，所以建议联合用药。

1. β - 受体阻滞剂与钙通道拮抗剂，联合使用效果良好。
2. 利尿药与其他药物（除补钙通道拮抗剂）可以联合使用。
3. α - 受体抑制剂与大部分抗高血压药物联合应用更合理。

问 2.3.9 高血压者怎样康复调理？

可巧妙地将自然疗法、物理疗法与药物疗法综合应用来防治高血压，能取得比单一药物治疗更为显著的临床效果。如高压电位治疗、电离子导入、颈交感神经节反射疗法、全身镇静性水浴、生物反馈疗法，还有自然疗法中的空气浴、森林浴、海水浴、沙滩浴等，均可因地制宜、因人制宜地选用。

第4章 高血脂预防与管理

问 2.4.1 怎样评估高血脂？

高血脂是指血中胆固醇（TC）、低密度脂蛋白胆固醇（LDL-C）、极低密度脂蛋白胆固醇（VLDL-C）、甘油三酯（TG）过高和高密度脂蛋白胆固醇（HDL-C）过低。请参见下表：

表 2-4-1 人体血脂含量

名　称	正常 mmol/L （mg/dl）	临界值 mmol （mg/dl）	高血脂 mmol （mg/dl）
总胆固醇（TC）	<5.20（200）	5.2~5.69 （201~219）	>5.72（200）
低密度脂蛋白胆固醇 （LDL-C）	<3.12（120）	3.15~3.61 （121~139）	>3.64（140）
高密度脂蛋白胆固醇 （HDL-C）	>1.04（40）		<0.91（35）
甘油三酯（TG）	<1.70（150）		>1.70（150）

问 2.4.2 高血脂有哪些危害？

高血脂是引起人类动脉粥样硬化性疾病的主要风险因素，像常见的冠心病（包括心肌梗死、心绞痛及猝死）、脑梗死以及周围血管血栓栓塞性疾病。这些心脑血管性疾病发病率高，危害大，病情进展迅猛。所以提高忧患意识，防患于未然，才是上策。

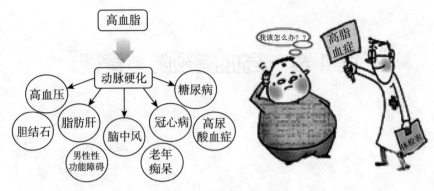

图 2-4-1　高血脂的危害

问 2.4.3　高血脂者怎样康复管理?

从高血脂对人体的危害可知，做好高血脂症的一级预防，可以有效地减少危害人体健康严重疾病的发生率，将高血压、冠心病、脑中风等疾病控制在"源头"。我们的责任是指导患者做好如下几点。

1. 定期检查血脂：健康的年轻人，每两年检查一次血脂；40 岁以上每年检查一次血脂、TTM、"一滴血"等十环健康评估检查；高危人群和高血脂患者要听从医生指导，定期复查血脂。

2. 调整饮食结构：一日三餐，定时定量，吃七八分饱，不暴饮暴食，原则上要限制脂肪、胆固醇类食物的摄入量，选用低脂类饮食，如谷类、面包、蔬菜、水果等维生素含量高的食物。

3. 改善生活方式：规律生活，戒烟限酒。烟草中尼古丁、一氧化碳吸入人体，可以引发和加重动脉粥样硬化。酒，少饮有益，多饮有害。

4. 适量运动：现代人多"以车代步"，普遍运动量不足。运动量不足也是造成肥胖、高血脂的重要原因。一天当中健身的最佳时间是：早晨 5时，上午 10 点，下午 16~17 时。晚饭前 0.5~1 小时。选择适宜的运动项目，如散步、快走、慢跑、登山、游泳、体操、球类等，有选择地进行体育锻炼，运动量由小到大，循序渐进，常年坚持，必见成效。

问 2.4.4 调理高血脂使用哪些药物？

他汀类药物舒降之，有显著降低胆固醇（TC）、提升高密度脂蛋白（HDL）和降低甘油三酯（TG）的作用，且安全、有效，副作用少。普伐他汀强效降脂药，是治疗高脂血症和预防冠心病较理想的药物。其他还有血脂康，有人研究血脂康能降低 TC、TG，其总有效率为 96.67% 和 76.67%，提升高 HDL 的总有效率 76.67%，且副作用小，疗效可靠，长期服用安全。

第 5 章　高血黏预防与管理

问 2.5.1　什么是高血黏?

血黏,是血液黏滞度的简称。它包括全血黏度、全血还原黏度、血浆黏度、红细胞压积等多项血液流变测定指标。血液黏滞度主要指标高于正常范围者,称为高血黏。血液黏度低与高,代表血液运输优与劣,或血液供应多与少。

问 2.5.2　血液流变检查,对高血黏评估意义何在?

血液流变检查异常者,血液黏度增加,循环阻力升高,血流速度减慢,必然导致器官和组织,尤其是微循环灌流量下降,于是造成缺血缺氧,影响组织代谢和功能,从而导致许多疾病发生。如高血压、冠心病、糖尿病、肿瘤、周围血管病等,均与血液黏度异常有关。

问 2.5.3　高血黏者如何康复管理

高血黏的饮食管理、运动管理、物理因子康复调理,参见高血脂预防与管理。

第6章 高血糖预防与管理

问 2.6.1　高血糖是糖尿病吗？

血液中含有糖分（葡萄糖）的多少，称为血糖。空腹血糖水平在 4.48~6.7mmol/L 或 80~120mg/dl 范围之内，为正常值；大于或等于 6.7mmol/L 为高血糖；大于或等于 11.1mmol/L 可诊断为糖尿病。一般而言，血糖水平达到 8.8mmol/L，尿中即可检出葡萄糖，尿糖化验呈阳性，尿糖阳性是诊断糖尿病的重要线索。

问 2.6.2　高血糖有哪些危害？

短时间、一次性的高血糖对人体无严重损害。比如，在应激状态下或情绪激动、高度紧张时，可出现短暂的高血糖；一次进食大量的糖类，也可出现短暂的高血糖；随后，血糖水平逐渐恢复正常。然而，长期的高血糖会使全身各个组织器官发生病变，导致急慢性并发症的发生。下面为高血糖五大危害：

1. 导致机体脱水及高渗状态。
2. 导致电解质紊乱及酸中毒。
3. 导致胰岛功能衰竭。
4. 引起消瘦、乏力，抵抗力降低。
5. 导致各种血管、神经慢性并发症。

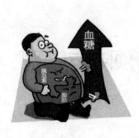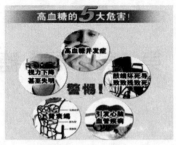

图 2-6-1　高血糖 5 大危害

问 2.6.3　从健康十环评估要求，高血糖者还应做哪些检查？

尿常规、葡萄糖耐量（OGTT）、胰岛素（IRI）测定是首选检查项目，其他如细胞成像、TTM、量子共振检查，可根据个人具体情况进行。

问 2.6.4　高血糖者的饮食管理

1. 定时、适量，适度控制碳水化合物，中等劳动量者每天摄入 200~300 克。
2. 可吃的食物有粗细粮、瘦肉、豆制品、蛋、奶、鱼、绿色蔬菜等。
3. 多吃含纤维素多的食品，如莜麦、燕麦、玉米、绿豆、白云豆等。
4. 空心菜、胡萝卜、洋葱、黑芝麻等能降低血糖。

问 2.6.5　高血糖者的运动管理

请参见高血脂预防与管理。

问 2.6.6　高血糖者康复调理有哪些方法？

1. 全身紫外线照射、高电位治疗，调节神经功能，新陈代谢，调节糖代谢。
2. 自然疗法：空气浴、日光浴、沙滩浴、海水浴、森林浴等，均有调节血糖的作用。

问 2.6.7 高血糖者用哪些药物管理？

调节、治疗高血糖常用药物有：

1．二甲双胍：二甲双胍除了具有降低血糖作用外，还能降低甘油三酯和胆固醇，有改善纤维蛋白溶解和减轻血小板凝集的作用。

2．阿卡波糖（拜糖平）：可延缓糖在肠道的吸收速度，起到降低餐后高血糖作用，基本上不被肠道吸收而进入血液，只降低血糖，而不增加胰岛素分泌。用于肥胖型糖尿病。

3．罗格列酮：适用于Ⅱ型糖尿病患者，特别是对胰岛抵抗者可以单独使用，也可以与其他降糖药或胰岛素联合应用。

第7章　高体重预防与管理

问 2.7.1　什么是高体重？

1. 体重超过正常标准者称为高体重，有超重和肥胖两种含义，因而我们将超重和肥胖一起讨论。

2. 根据世界卫生组织（WHO）西太区办事处 2000 年 2 月发布的亚洲人种判断标准，体重（BMI）≥ 23 为超重，体重（BMI）≥ 25 为肥胖。由此可见，超重和肥胖（指单纯性肥胖），只是程度上不同而已。

问 2.7.2　高体重者的康复管理

1. 增强自我保健意识：在超重和肥胖人群中，不少人保健意识观念淡薄，没有定期做健康检查，因而随着体重增加，患高血压、心血管病、糖尿病、胆囊病的风险增加。

2. 节制饮食，防止热量过剩：从调查研究分析结果看，尽管肥胖发生的原因有多种，如遗传、内分泌失调等，但主要原因是热量过剩。大约有 70% 的人，对食物品种、数量不加选择和控制；另有 17.9% 的人，每天进餐在 4 次以上；还有 9.1% 的人误认为不吃早餐可以减肥、喝牛奶可以使人发胖等，其实这种观点是不可取的，要指导人们走出减肥误区。

问 2.7.3　高体重者的饮食管理

可多食蔬菜，如冬瓜、黄瓜、红薯、萝卜、白菜、竹笋、菠菜、油菜等，避免吃浓厚调味品、油炸及炒煎食品，代之以水煮和烧烤。

问 2.7.4 高体重者的运动管理

1. 养成运动习惯。

2. 进行有氧运动，快步走、轻量级运动、水中行走、游泳。

3. 每次运动至少要持续 20 分钟以上。

4. 最低限度也应每两日运动 1 次。

5. 可利用计步器，以每日一万步为目标。

6. 在日常生活中建立运动习惯，以步代车，不乘电梯而爬楼梯，在乘车时不坐而站立，饭后进行散步或轻量级运动。

问 2.7.5 高体重者的药物管理

1. 超重：一般不需要药物治疗，按上述指导患者进行自我调节，调整饮食结构、调整饮食习惯和采取科学运动方法即可康复。

2. 应用减肥药物：保健品市场的减肥药，品种繁多，良莠难辨，一些减肥药机理不清，疗效及安全性无可靠科学资料查证，应当慎重选用，不可轻信和滥用。目前临床应用减肥药物有如下几种。

（1）作用中枢神经药物

交感神经作用药物，有芬特明（芬特明托吡酯缓释胶囊）、吲哚（indole）、安非拉酮，其特点：作用于中枢，抑制食欲，有成瘾性（类似安非他明类药物），与中枢神经系统不良反应密切相关。

（2）非作用中枢神经药物

胃肠脂肪酶抑制剂，在我国已上市的有赛尼可，即奥利司他，是肥胖糖尿病人的首选。

上述药物可参考说明书上的剂量使用。

第 8 章　高度疲劳预防管理

问 2.8.1　疲劳程度怎样划分？

高度疲劳又称过度疲劳、严重疲劳，是按疲劳程度区分的。运动医学将疲劳程度划分为：轻度疲劳、中度疲劳、高度疲劳。

问 2.8.2　疲劳评估与诊断有哪些项目？

1. 常规项目

（1）疲劳成因采集与分析。

（2）A 级问卷健康评估。

（3）细胞成像检测分析。

（4）TTM 检测分析。

（5）量子共振检测分析。

（6）微循环检测分析。

（7）骨密度检测分析。

2. 选择项目

（1）生化全套 31 项检测分析。

（2）心功能运动测试分析。

（3）综合体能测试。

（4）动脉硬化指数测定。

（5）血液流变学检测分析。

（6）颈动脉彩超多普勒。

（7）脊柱电子检测分析。

（8）动态心电。

问 2.8.3 疲劳康复流程

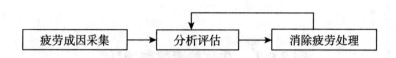

问 2.8.4 消除疲劳有哪些方法？

消除疲劳的方法有两种：一种是静止性休息；另一种是活动性休息（亦称积极性休息）。两种消除疲劳方法，动静结合，巧妙应用，可以产生意想不到的效果。一般根据疲劳性质、程度和评估结果，采取有针对性"对症下药"与"整体观念"相结合的治疗方法，如消除生理性体力疲劳、消除生理性脑力疲劳、消除心理性疲劳、消除综合性疲劳等。

第 9 章　免疫功能低下者的预防与管理

问 2.9.1　生化检查哪些项目？

C- 反应蛋白测定：（CRP）、免疫球蛋白 G 测定（IgG）、免疫球蛋白 A 测定（IgA）、免疫球蛋白 M 测定（IgM）、血清总补体活性测定（CH50）、血清补体 Iq（CIq）、血清补体 C_3 测定（C_3）、血清补体 C_4 测定（C_4）、肿瘤免疫测定、血清癌胚抗原测定（CEA）、血清甲胎蛋白测定（AFP）、前列腺特异性抗原测定（PSA）等。（参见第七篇免疫功能训练）

问 2.9.2　有哪些评估与诊断方法？

1. 免疫功能低下的成因采集与分析。

2. A 级问卷健康评估。

3. 生化免疫全套检测分析。

4. 细胞成像检测分析。

5. TTM 检测分析。

6. 量子共振检测分析。

7. 微循环检测分析。

8. 骨密度检测分析。

9. 综合体能测试分析。

10. 血液流变学检测分析。

问 2.9.3　免疫功能低下者的康复管理

1. 增强细胞免疫功能：如补益药中人参、党参、黄芪、白术、山药、黄精、灵芝、银耳、枸杞、大芸、刺五加、淫羊藿等有增强细胞免疫的功效。

2. 增强体液免疫功能：B 淋巴细胞经抗原刺激后，产生免疫球蛋白与相应抗原特异性结合，所发生的反应为体液免疫。资料显示，补益、健脾药及补肾助阳药，有增强体液免疫的作用。

3. 增强"心理免疫"：爱心能使人健康，有一定科学道理。因为，人的情绪是由神经系统，特别是中枢神经系统所支配，大脑皮层对情绪起着控制作用，下丘脑、边缘系统及临近部位存在着"快乐"和"烦恼"情绪中枢，当爱心给了病人温暖，可在下丘脑、垂体的作用下，使人的兴奋性增强，肾上腺分泌增加，各器官彼此协调，心理平衡恢复正常。因此，充满爱心的人，能使自己的免疫系统得到加强，有利于抗病或不易生病。

4. 运动增强免疫：参见问 2.7.1~2.7.5，高体重预防与管理指导要点。

5. 物理因子康复调理：巧妙地将自然疗法、物理疗法、药物疗法与人体本能训练等综合应用，用于提高机体免疫功能，可取得比用单一药物治疗更为显著的临床效果。

请注意，上述治疗一般还应综合指导性运动疗法。

第10章 "六高一低"症功能训练适宜
与不适宜人群

问 2.10.1 "六高一低"症功能训练适宜人群

适宜体质虚弱者，运动缺乏症或患有慢性支气管炎、支气管哮喘、肺气肿、慢性阻塞性肺疾患者。强身健体，延缓衰老训练。

问 2.10.2 "六高一低"症训练不适宜人群

有发烧、活动性肺结核、恶液质、肿瘤转移、出血疾病，或伴有消化性溃疡隐性出血等症。

第三篇

抗衰老"革命"

第1章　人类寿命有多长

问 3.1.1　人类寿命有多长？为什么活不到自然寿命？

1. 人类寿命有多长？由于学者视角不同，采用研究方法各异，推算出来的年限亦不尽一致。有人说：人类寿命为 100 岁；也有人说：人类寿命为 120 岁；还有人说：人类寿命为 150 岁或更长。

2. 人类为什么活不到自然寿命？研究其结论是：生理因素、病理因素、生活方式、环境因素、社会心理因素等多种不良因素，使人类活不到自然寿命。归根结底，人类活不到自然寿命，其主要原因是罹患各种疾病。

3. 人类为什么罹患各种疾病？发生疾病最重要、最根本的原因是什么？一些学者认为："一切疾病根源于缺氧症。"这种理念，对防治慢性缺氧症，防治缺氧性疾病有何实际意义？

4. 何谓缺氧？何谓缺氧症？缺氧对人体有哪些危害？缺氧有哪些症状和表现？怎样防治慢性缺氧？怎样防治缺氧性疾病？

5. 调整生活方式，改善慢性缺氧状态，积极防治缺氧性疾病，能延缓人类衰老吗？……

凡此种种，我们将在本书相关章节中，逐一展开讨论。

问 3.1.2　怎样推算人类寿命？

人类寿命到底有多长？由于学者视角不同，采用研究方法各异，推算出来的年限亦不尽一致。

1. 细胞分裂周期测算法：根据细胞分裂次数与分裂周期测算，人类寿命是其细胞分裂次数与分裂周期乘积。自胚胎期开始，细胞分裂50次以上，分裂周期平均为2.4年，从而推算出人类寿命至少是120岁。

2. 性成熟期测算法：据科学家推算，哺乳动物寿命为性成熟年龄的8~10倍。人类性成熟年龄是14~15岁，人类的自然寿命应为112~150岁。

3. 生长期测算法：据科学家推算，哺乳动物寿命为生长期5~7倍。人类生长期20~25岁，人类自然寿命应在100~175岁之间。

4. 怀孕期测算法：据科学家推算，人类自然寿命最高可达167岁。

以上4种测算方法结果表明，人类正常自然寿命都应该在100岁以上。

但是，根据我国对百岁老人的一些调查资料分析，人的平均寿命在70~75岁，还远远低于人类自然寿命，绝大多数人都是死于早衰和疾病。

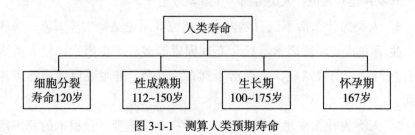

图 3-1-1 测算人类预期寿命

第 2 章　人能长生不老吗

问 3.2.1　人为什么不能"长生不老"？

1. 古往今来，健康长寿是人们梦寐以求的。但历史无情地告诉人们，有生必有死，世上没有"长生不老"药，企求"长生不老"只是一种梦想。

2. 对于改变基因、延长端粒，那是身体经年累月、潜移默化，是一种漫长、复杂的工程。因此，任何宣称在短时间内，改变基因结构，延长人类寿命的说法，都是不可信、不科学，也是不负责任的。

3. 人类经过长期探索和研究，认识到人类虽然不能"长生不老"，但研究科学抗衰老，讲究健康生活，提高生活质量，达到延缓衰老的目的，则是完全可能的。就目前科技发展水平来说，也是完全能够做到的，因此我们说，研究抗衰老医学，大力发展抗衰老医学，对于延长人类生命过程颇具实际意义。

4. 讲一个毛泽东的故事。毛泽东不相信有长生不老药：1961 年 9 月，蒙哥马利来访。主席跟他谈话，蒙哥马利就说，他在参观我们中国的医院时，跟医生说，你们中医很神奇啊，你们能不能发明一种长生不老药，让你们毛主席长生不老？主席就说："我不相信有长生不老药，秦始皇费了那么大力气，派徐福率领那么多人渡海去找，最后也没有找到啊。"他又说，"我要是死了以后呢，中国照样在，地球照样转，我随时准备死。"

问 3.2.2　有哪些因素影响人类寿命？

1. 目前，在科学界能够达成共识的是：影响人类寿命的因素，主要是内因和外因。内因是遗传;外因包括社会环境、生活条件、生活方式或生活习惯等。

2. 遗传对寿命的影响,在长寿者身上,表现得比较突出。一般来说,父母寿命长,其子女寿命也长。德国科学家用 15 年时间,调查了 576 名百岁老人。结果发现:他们父母死亡时,平均年龄比一般人延长 9~10 岁。我国广东省对百岁老人调查发现,有家庭长寿史者占 84.6%。一些资料表明,在高龄人群中,年龄越高,其家族长寿率越高。在 80~84 岁老年人群中,其家族长寿率为 52%;而在 105 岁人群中,其家族长寿率为 71%。

3. 在一些科学家看来,人类生活环境、生活方式和生活习惯,对人类寿命影响占 60% 以上。遵循健康生活方式和生活习惯者,可以比一般人多活 10~15 年,即活到 85 岁以上。若再想延寿 15 年,甚至 20 年,那就要依赖基因所起的关键作用。

4. 欧洲一些科学家认为,衰老是一种多基因复合调控的过程,表现为细胞染色体端粒长度改变、DNA 损伤、DNA 甲基化和细胞氧化等。这些因素综合作用,影响寿命长短。

5. 有些学者认为:人类 80% 或多或少都存在缺氧状况,还认为"一切疾病根源是缺氧症"。人类之所以活不到自然寿命,其根本原因在于慢性缺氧。

问 3.2.3 人体衰老能逆转吗?

从整体而言,现代医学认为衰老过程不可"逆转"。虽然衰老不可"逆转",但推迟、延缓衰老是完全可能的。生活实践令人振奋,一位年逾花甲者,可能在体能测试中,胜过不参加活动的年轻人。虽然衰老不是由缺少活动引起的,但缺少活动绝对促进衰老进程。通过合理锻炼,老年人有氧代谢功能、肌肉力量,以及柔韧性,都可能得到不同程度改善,从而生活质量将大为提高。这完全符合"用进废退"的观点。

问 3.2.4　人类能控制自己的寿命吗?

美国科学家做了一项颇有趣味的实验,并将实验研究结果发表在美国《科学》杂志上。

1. 美国科学家在实验里通过改变基因的方法,使果蝇寿命延长一倍。并指出人类同果蝇一样,有着相同的"长寿"基因。这一结果是否意味着人类平均寿命,有朝一日也能翻一番? 从目前的 75 岁增加到 150 岁?

2. 果蝇这种变异的"长寿"基因,之所以能改变果蝇的寿命,主要是采取对果蝇细胞进行控制吸收能量,让果蝇细胞"节食"。科学家指出:虽然这种"神奇"的基因能延长果蝇寿命,但是如果基因变异得太多,果蝇反倒会过早死亡。原来,这种"长寿"基因,分布在果蝇两条染色体上。如果只改变一条染色体上的基因,那么果蝇寿命会延长一倍左右;但如果同时改变两条染色体上的基因,果蝇就会因为过分"节食"而被饿死。

3. 对果蝇实行科学的"节食"计划,并未影响其生命活力。雌性果蝇一生原来能产卵 1300 个,而现在则能产卵 2000 个左右。这表明,"长寿"基因确实能起到延缓衰老的作用。科学家指出:到目前为止,使人类平均寿命达到 150 岁,还只是理论上的问题,但"长寿"基因的发现,给这个梦想带来曙光。

第3章 衰老与抗衰老

问 3.3.1　何谓衰老？

1．衰老（aging，senescence，senility）又称老化，是指机体各器官功能普遍降低、逐渐衰老变化之过程。

2．衰老过程发生在生物界整体水平、种群水平、个体水平、细胞水平，以及分子水平等各个层面。生命不断更新，种族不断繁衍。而这种过程就是在生死矛盾中进行。至少从细胞水平来看，死亡是不可避免的。

3．在医学上，将衰老分为生理性衰老和病理性衰老。生理性衰老，是指从生殖发育到成熟期以后，随着年龄增长，其机体在功能形态上出现一种衰退性变化；病理性衰老是由各种因素导致疾病而加速衰老变化过程。这是抗衰老医学研究的重点，也是人类一直在与之抗争的重要课题。

问 3.3.2　何谓抗衰老？

1．顾名思义，抗衰老（anti aging）就是用科学方法，抑制、延缓机体衰老过程，促进机体整体健康，使机体在遗传因素决定的寿限内，保持较好的智力和体力，这就是我们倡导的科学抗衰老。

2．科学抗衰老有哪些方法？我们首先强调人体本能训练。其方法有：呼吸功能、节制饮食、睡眠功能、免疫功能、运动功能、心理调节等6种方法。即"5训练＋1调节"，又简称"5＋1"训练方法。再者就是辅以营养因素、物理因子、自然疗法、生物疗法等。将这些现代科学技术，用于调整机体、改善身体内外环境、强化人体本能，干预生活方式。即按照每个人的身体状况，设置一个科学、合理、有效的健康调理方案，或康复医疗计划，达到延缓衰老，健康长寿的目的。

3. 如果用形象的语言说：抗衰老的目的即是扭转生理时钟，让人年轻，让人恢复青春活力，让人提高生理寿限，让人健康快乐百岁，这就是科学抗衰老的真实内涵。

第4章　抗衰老"革命"

问 3.4.1　何谓抗衰老"革命"？

"革命"是指推动事物发生根本变革，引起事物从旧质到新质的飞跃。从人类生理学角度讲，人的自然寿命应在 100~120 岁，但实际上我们大多数人达不到这个目标，原因是多方面的，人们每发生一场疾病或伤害，机体平衡就遭到一次干扰和破坏，直接影响人的寿命。长期保持身体处于健康状态，有利于延长人的自然寿命，长寿总是和健康联系在一起的。因此，我们强调抗衰老"革命"，强调健康长寿在于追求，健康长寿在于执着追求。我们不妨用一种新理念、新观点、新技术、新方法，研究科学抗衰老问题；用当年革命先辈，推翻旧政权，建立新中国那种革命精神，研究科学抗衰老问题。只有将这两者结合起来，才有可能实现健康长寿的目的。

问 3.4.2　为什么说抗衰老是一场无声革命？

抗衰老正在不知不觉中渗透到每一个人的生活，甚至许多人还没有注意到，人类衰老概念已经发生了巨大变化。看看今天我们周围的人们，年龄在七八十岁者，身体仍然健康，精力仍然充沛。这种现象已经司空见惯，不再被视为特殊。过去一个人，如果说能够健康、充满活力，活到 100 岁是个奇迹，被称为世纪"老寿星"。那么，今天人们对这种生命现象，已经不以为然，快乐百岁不是梦，将越来越多成为我们生活的现实。从历史观点看，我们正在快速走近健康长寿新阶段。但是想要健康长寿关键在于生活方式。

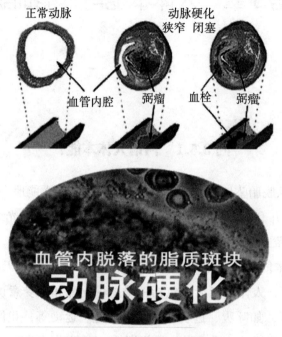

图 3-4-1 动脉硬化示意图

问 3.4.3 健康长寿与生活方式有何关系？

1. 现代科学证明，健康长寿关键是生活方式。WHO 明确公示：人类健康长寿，40% 依靠遗传和客观条件（15% 为遗传，10% 为社会因素，8% 为医疗条件，7% 为气候条件），60% 依靠自己建立生活方式和心理行为习惯。这说明人们的生活方式，与健康长寿关系是何等重要。

2. 研究证明，健康生活方式，可减少高血压病发病率的 55%，已有高血压发生脑中风减少 75%，糖尿病减少 50%。现代人所患疾病中，45% 与生活方式有关；而死亡因素中，有 60% 与生活方式有关。

第5章 人体本能与本能训练

问 3.5.1 何谓人体本能？

1. 人，从脱胎坠地，呱呱地哭出第一声起，就本能地进行着呼吸，吸吮母亲乳汁，并有着适应环境变化的能力（温度、湿度、光线等）。有时还本能地手舞足蹈，进行着各种运动。这些就是人体本能活动。

2. 人体本能活动，是无意识的初级功能状态，是先天不学而能之行为。具体地说，人体本能活动包括：受意识支配和不受意识支配两大类。受意识支配者，如呼吸、进食、睡眠、适应、运动等，我们称为"五大"本能。这些本能活动，通过强化功能训练，不仅可以增强"五大"本能活动，而且还可以达到增强体质，延缓衰老之目的。对于不受意识支配的本能活动，如体温、脉搏、心跳、血压、神经反射、胃肠蠕动、腺体分泌等，既不受意识支配，当然也不易强化或训练。（请参见下图）

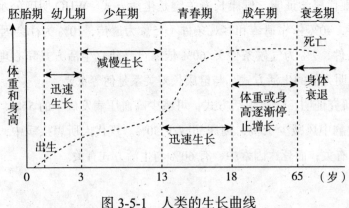

图 3-5-1 人类的生长曲线

3. 人体本能在自然退化。从社会学角度来看，人在社会化过程中，文明指数、幸福指数，与社会进化呈正成比。但人体本能，却在不经意间慢慢退化。甚至在我们不知不觉中，其自然退化程度就已经达到无法挽救的程度了。人体本能发展轨迹与人类生长曲线基本一致。人类生长曲线划分为6期：胚胎期→幼儿期→少年期→青春期→成年期→衰老期。

人体本能自然退化，主要表现在呼吸系统、消化代谢、睡眠质量、运动功能、免疫适应能力；再者是情感功能、心理调适能力等。这些功能退化，对人类生命健康影响很大，这就确定了抗衰老革命的目标，强化人体本能训练。

问 3.5.2 何谓人体本能训练？

1. 在人生命活动中，一些初级本能之功能状态，既随着年龄增长而加强，也随着年龄增长而退化。受人意识支配，人体本能可以通过功能训练强化本能活动，使这些先天、原始、无意识之初级功能状态，上升到一种有意识、可调控之高级功能状态。这样就达到增强体质、预防疾病和延缓衰老的目的。

2. 人体本能训练方法包括：呼吸功能训练、节制饮食训练、睡眠功能训练、免疫功能训练、运动功能训练、心理调节等6种方法。即"5训练＋1调节"，又称"5＋1"训练方法。

问 3.5.3 "训练"一词具体含义是什么？

训练是通过指导和练习，使受训者提升或掌握某种技能，称为训练。即有计划、有步骤，通过学习和辅导，把理念、知识变成一种实际技能。如建立条件反射、增强心肺功能，提高适应能力，从而改变受训者身体素质、功能状态、活动能力。同受教育一样，训练也是培养、提升人体本能的一种手段。

问 3.5.4 强化人体本能训练意义何在?

1. 一般科学家认为:人类的感官功能,既不客观,也不灵敏。然而,人类感官功能是否仅限于现有认知水平?能否通过训练,挖掘或发展感官潜能?能否通过训练,提高现有认知能力?所有这些问题,均值得引起人们重视,深入研究或探讨。

2. 现代社会,是个逐步走向文明的社会,欲保持自己身体健康,就必须改变那种对身体有害的生活方式,讲究一种文明、健康、科学的生活方式,不断提高生活质量。最近一项调查表明:在疾病引起的死因中,属于不良生活方式和行为的,心脏病占 45.7%,脑血管病占 43.26%,恶性肿瘤病占 43.60%。由此可见,生活方式与健康关系是何等重要。

第四篇

强化呼吸功能训练

第1章 趣味呼吸生理

问 4.1.1 什么是呼吸?

简单地说,呼吸是指人体与外界进行气体交换的过程。从生物学观点讲,呼吸定义包含 3 个基本过程。

1. 外呼吸:肺通气(外界与肺泡气体交换)和肺换气(肺泡与血液气体交换)的过程。

2. 气体运输:血液循环是气体运输通道,红细胞是气体运输载体。肺泡组织摄取氧,经血液循环周游全身,细胞呼吸产生二氧化碳,再通过呼吸将二氧化碳排出体外的过程。

3. 内呼吸:指血液与组织细胞之间气体交换的过程。

问 4.1.2 呼吸器官家族有哪些成员?

1. 人体呼吸系统,由输送气体呼吸道、执行气体交换功能肺脏两部分组成。

2. 呼吸道包括:鼻腔、咽、喉、气管、支气管。喉、气管、支气管,都由软骨做支架,保证气体通畅流动。鼻腔和支气管,内壁黏膜长有腺体,并生鼻毛、纤毛,其功能是阻挡异物,净化吸入气体。鼻黏膜毛细血管,有温暖空气的作用。

3. 肺脏由肺泡组成。一个人肺泡数目可达 3~4 个亿,总面积约为 100 平方米。肺泡由上皮细胞构成小囊泡。在囊泡外面,裹着毛细血管和弹性纤维，有助于气体交换和吸气后肺组织弹性回缩。

问 4.1.3 呼吸运动的来龙去脉

外界气体吸入肺内，称为"吸"气；肺内气体排出肺外，称为"呼"气。这种吸气和呼气过程，就是呼吸运动。外界气体为什么能够进入肺内？肺内气体又为什么能够排出肺外呢？或许你已经注意到：吸气时胸廓扩大，呼气时胸廓缩小。由此可知，呼吸运动主要与呼吸肌收缩和舒张有关。呼吸运动，通过胸廓有节律扩大和缩小，完成肺内气体与外界气体交换过程。

问 4.1.4 呼吸运动是怎样形成的？其意义何在？

1. 呼吸运动是怎样形成的？呼吸运动主要有膈肌、肋间外肌、肋间内肌和腹壁肌等呼吸肌。人体吸气时，膈肌与肋间外肌收缩，引起胸腔前后、左右及上下径均增大，肺随之扩大，形成主动的吸气运动。当膈肌和肋间外肌松弛时，肋骨与胸骨因本身重力及弹性而回位，结果胸廓缩小，肺也随之回缩，形成被动呼气运动。

2. 呼吸运动意义在于使肺内气体与外界气体交流，有效地提供机体代谢所需的氧气，排出体内二氧化碳。

3. 呼吸运动有两种：胸式呼吸与腹式呼吸。前者以肋间肌活动为主，表现为胸壁起伏；后者以膈肌活动为主，表现为腹壁起伏。一般成年女子，以胸式呼吸为主；婴儿及男子，则多以腹式呼吸为主。成人在安静时，每分钟呼吸频率为16~20次，每次吸入和呼出气体，大约各为500毫升。

问 4.1.5 呼吸是人的本能吗？

1. 是的，呼吸是人的本能。人从脱胎坠地，呱呱地哭出第一声起，就本能地进行着呼吸、吸吮母亲乳汁等本能活动。呼吸与进食，是人体从自然界摄取能量、维持生命、生长发育所必需的基本活动。人几天不吃饭可以生存，几分钟不呼吸就会因窒息而死亡。因此，我们回答呼吸是人体本能，呼吸在人们生命活动中，具有头等重要意义。

2. 人体与外界环境进行物质交换，主要是气体和食物营养两个方面。在日常生活中，人们重视食物营养，讲究吃什么？怎么吃？但普遍忽视呼吸对健康的重要性。这种倾向，对人体健康及延缓衰老极为不利，应当注意纠正忽视呼吸与呼吸运动倾向。

3. 最近，加拿大世界现代生物研究院（CWMBA）发表一份研究报告揭示：人类自然寿命为110~185岁。这份报告揭示：人类为何不能活到自然寿命？主要原因之一就是呼吸方式改变。地球上所有动物，都是腹式呼吸。腹式呼吸最大的优点，就是充分发挥呼吸功能，增大肺活量和气体交换。人类从站立行走开始，改变为胸式呼吸。胸式呼吸使肺活量变小，降低氧气吸收量和二氧化碳排放量，影响机体新陈代谢和生理功能，从而使人变得容易衰老，而不能活到自然寿限。

问 4.1.6　人的呼吸本能也会"衰老"吗？

人类或哺乳动物，生长期一旦结束，不久便开始衰老。生长发育越快，衰老也就越早。这说明衰老是发育进程中的一部分，也是自然界物质运动的必然规律。呼吸是人体第一本能，随着年龄增长，其功能逐步完善和增强，随着年龄不断增长，其功能也会衰减乃至丧失。一个75岁男性老人，跟他30岁时比较，肺活量减少40%以上。30岁时每分钟可输送4升气体到肺组织中；而到75岁时，则只能输送2升左右气体到肺组织。由于肺和胸腔组织老化，肺换气量也随着年龄增加而明显减少。那么，怎样才能延缓呼吸功能衰老呢？最好的方法就是呼吸功能训练。呼吸功能训练，提高肺组织通气/换气量，改善大脑、心、肺等内脏器官缺氧状态，防治慢性呼吸道疾病，促进人体功能全面康复。

第 2 章　呼吸功能训练佳话

问 4.2.1　什么是呼吸功能训练?

呼吸功能训练是指人们有意识、有步骤,使受训者学习正确呼吸、矫正错误呼吸模式,强化呼吸功能等一种训练方法,又称强化呼吸功能训练。这种训练方法,可改善人们慢性缺氧状态,提升受训者健康素质、器官功能状态、躯体活动能力,是培养人们提升综合体能的一种有效手段。

问 4.2.2　怎样做强化呼吸功能训练?

运动功能可以训练,呼吸功能也可以训练,这是一种根本理念。众所周知,肢体运动,可以通过功能再训练,使肢体肌肉丰满、肌力增加、肢体运动功能增强;那么,呼吸功能可否通过再训练,强化肺组织呼吸功能,使人体肺脏器官保持"青春"呢? 是的。呼吸运动也像肢体运动那样,受人们意识支配和控制。有人研究:强化呼吸功能训练,可以按照科学方法,变胸式呼吸为腹式呼吸,提高肺组织通气／换气量,改善大脑、心、肺等内脏器官缺氧状态,防治慢性呼吸道疾病,促进机体功能康复。

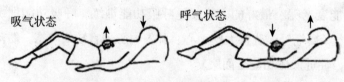

吸气状态　　　　　　　　　　呼气状态

图 4-2-1　腹式呼吸训练

问 4.2.3　强化呼吸功能训练目的何在？

1. 氧，生命之本，健康之源。呼吸富含氧的新鲜空气，可以保持头脑清醒。由此可见，氧是人体健康第一要素，百病源于缺氧症。血液中的血红素，在肺脏和氧结合，并把氧运往全身，通过细胞产生能量。衡量血液中氧浓度标准，称为"血中氧饱和度"，97% 以上是健康的，如果低于 90% 时，应视为亚健康状态。一些研究资料证明：强化呼吸功能训练，能改善大脑缺氧状态，延缓大脑衰老过程，预防脑动脉硬化及老年痴呆；强化呼吸功能训练，有益于强身健体，预防疾病，延缓衰老。

2. 年老体弱者，长期卧床者，患有慢性气管炎、肺气肿、慢性阻塞性肺疾病等，进行强化呼吸功能训练，能改善呼吸功能，增强气体代谢；同时，可使心脑等内脏器官，增加氧气供给，在一定程度上改善人体内脏器官慢性缺氧状态，从而达到增强机体修复功能和抗御疾病的目的。

问 4.2.4　呼吸功能训练场地、环境有何要求？

1. 训练环境要在僻静、清洁、无异味、无尘埃、空气新鲜流通处进行。

2. 在城市居住者，应注意空气清洁度，参考空气质量预报进行训练。空气质量（Ⅱ级）指数在 100 以下，适宜进行户外运动训练。

第 3 章　呼吸功能训练方法

问 4.3.1　怎样进行强化呼吸功能训练？

强化呼吸功能训练具体方法是：

第 1 步：准备活动。选择适宜的训练场地，立正站立，两腿跨开，两脚与肩同宽，先做缓慢徐徐呼吸，吸—呼，吸—呼，做 5~6 次。

第 2 步：前屈运动。将头与腰部前屈，边弯腰，边收腹，边呼气，直到肺部气体完全呼出，前屈弯腰达到最大限度。然后，再把头和腰慢慢直起，边直腰，边鼓腹，边吸气，直到肺部完全吸满空气，直立身体站起。

第 3 步：背伸运动。仰头、腰向后弯曲，边弯腰，边收腹，边呼气，直到肺部空气完全呼出，直立身体站起。然后，再把头和腰慢慢直起，边直腰，边鼓腹，边吸气，直到肺部完全吸满空气，直立身体站起。

第 4 步：右侧背伸。头及腰向右侧背部弯曲，边侧弯，边收腹，边呼气，直到肺部空气完全呼出。然后，再把头和腰慢慢直起，边直腰，边鼓腹，边吸气，直到肺部完全吸满空气，直立身体站起。

第 5 步：左侧背伸。头及腰向左侧背部弯曲，边侧弯，边收腹，边呼气，直到把肺部空气完全呼出。然后，再把头和腰慢慢直起，边直腰，边鼓腹，边吸气，直到肺部完全吸满空气，直立身体站起。

第 6 步：右侧弯腰。头及腰向右侧弯曲，边侧弯，边收腹，边呼气，直到把肺部空气完全呼出。然后，再把头和腰慢慢直起，边直腰，边鼓腹，边吸气，直到肺部完全吸满空气，直立身体站起。

第 7 步：左侧弯腰。头及腰向左侧弯曲，边侧弯，边收腹，边呼气，直到把肺部空气完全呼出。然后，再把头和腰慢慢直起，边直腰，边鼓腹，边吸气，直到肺部完全吸满空气，直立身体站起。

第 8 步：头颈右旋。头颈向右侧旋转，边旋转，边收腹，边呼气，直到把肺部空气完全呼出。然后，再将头及颈慢慢旋回原位。边旋转，边鼓腹，边吸气，直到肺部完全吸满空气。

第 9 步：头颈左旋。头颈向左侧旋转，边旋转，边收腹，边呼气，直到把肺部空气完全呼出。然后，再将头颈慢慢旋回原位。边旋转，边鼓腹，边吸气，直到肺部完全吸满空气。

第 10 步：按上述第 2~9 步，往复循环 10~20 次，每天早晚各一次。做呼吸运动时，每次尽量吸入—停息 3 秒钟—再尽量呼出，使机体进行气体交换，吐故纳新。

第4章　呼吸功能训练应注意哪些问题

1. 呼吸功能训练时，要精神集中，全神贯注，动静结合，意守和运动结合。

2. 呼吸动作不要求快，自觉控制呼气及吸气，呼吸动作宜缓慢、匀称。在初练时，要顺其自然，不要勉强，慢慢做到"从有声到无声，由短促到深长"。

3. 如遇天气变化，如大风、雨雪天气等，可改室内训练，但要注意空气流通清洁。

4. 进行呼吸功能训练，要根据身体情况，宜天天训练，月月训练，年年训练，长年坚持，持之以恒，才能达到训练的效果。

第5章 呼吸功能训练适宜与不适宜人群

问 4.5.1　呼吸功能训练有哪些适应范围？

1. 适于强身健体，延缓衰老训练。

2. 适于长期卧床的患者，或患有慢性支气管炎、支气管哮喘、肺气肿、慢性阻塞性肺疾患者。

问 4.5.2　呼吸功能训练有哪些禁忌证？

发烧、活动性肺结核、恶液质、肿瘤转移、消化性溃疡等。

注1：空气质量分级：

空气质量（Ⅰ级）指数 < 50，说明空气质量良好，适宜进行各种户外运动。

空气质量（Ⅱ级）指数 > 50，但 < 100，空气质量一般，适宜进行户外运动。

空气质量（Ⅲ级）指数 > 100，但 < 200：（101~150，为三级轻微污染；151~200，为三级轻度污染。）易感人群症状会轻度加剧，健康人群出现刺激症状，心脏病和呼吸系统疾病患者应减少体力消耗和户外运动。

空气质量（Ⅳ级）指数 > 200，但 < 300，空气质量较差，为中度污染。心脏病和肺病患者症状显著加剧，运动耐受力降低，健康人群中普遍出现症状，老年人和心脏病、肺病患者应留在室内，并减少体力

活动。

空气质量（Ⅴ级）指数＞300，空气质量为重度污染，健康人群运动耐受力降低，有明显症状，老年人和病人应留在室内，避免体力消耗，一般人群应避免户外运动。

第五篇
强化睡眠功能训练

第1章 失眠与"睡眠日"

问 5.1.1 一个失眠者的诉说与期盼

提起失眠,苦不堪言,失眠折磨了我 20 多年。开始吃安眠药有效,后来越吃量越大,不吃难以入睡或通宵不眠。失眠,让我失去记忆,脾气暴躁;失眠,也让我失去做人的那份精神和活力;失眠,还让我不能享有人生的那份快乐。只有真正失眠过的人,才知道失眠是多么痛苦和怎样折磨人的事。失眠者以期盼口气提问:能否研究一种方法,取代对安眠药的依赖?防止安眠药适应、成隐等副作用?为回答这些问题,首先我们从"世界睡眠日"谈起。

问 5.1.2 你知道"世界睡眠日"吗?

世界卫生组织将每年 3 月 21 日定为"世界睡眠日"。近几年,以"今夜你睡得好吗?你是否属于失眠一族?""开启心灵之窗,共同关注睡眠"等主题活动,进行睡眠流行病学调查。据有关资料统计:我国城市居民中,睡眠障碍者占城市居民总数的 40%。其中 10% 为失眠患者,5% 为病理因素引起的失眠,25% 是有不同程度睡眠质量欠佳的情况。人类有 1/3 的时间是在睡眠中度过的。适度睡眠,对人体健康十分重要。睡眠不足,不仅影响消除疲劳,而且会因此导致疾病,促进早衰。保持适度睡眠,是调节生理机制,消除疲劳,提高工作效率的最佳方法。为了促进人体健康,提高睡眠质量,接下来的章节谈谈睡眠功能训练的问题。

第2章 睡眠生理趣味谈

问 5.2.1 什么是睡眠？

睡眠是一种生理现象，睡眠与觉醒并存，这两种生理现象，近似昼夜周期节律而不停地互相转换着，并保持着相对平衡的状态。

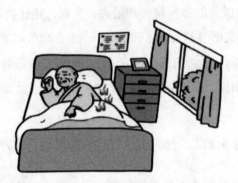

图 5-2-1 良好的睡眠环境

问 5.2.2 人为什么要睡眠？

白天人处于觉醒活动状态，大脑由兴奋逐渐转向抑制，抑制又从局部逐渐向周围扩散。当大脑抑制过程占优势时，人就产生昏昏欲睡的感觉，而逐渐进入睡眠状态。白天大脑兴奋释放能量，夜晚大脑抑制获得能量。人在昼夜时间里，就是这样周而复始，进行着获得能量和释放能量往复循环，维持着身体健康和生命。

现代医学研究：每天平均睡眠 8 小时，人的寿命最长。每天平均睡眠不到 4 小时，死亡率是前者两倍。而每天睡眠 10 小时以上者，其中有 80% 可能短命。据此，人们称每天平均睡眠 7~8 小时，为适度睡眠或正常睡眠。

问 5.2.3　睡眠生理的奥秘

1．神经系统功能虽然复杂，但简单来说就是"兴奋—抑制"两个基本过程。无论是中枢神经，还是周围神经，"兴奋—抑制"这个平衡活动规律，一旦被打破，则会导致睡眠功能紊乱。

2．现代生理学研究，睡眠发生的奥秘或学说有三。

奥秘 1：睡眠抑制扩散学说。生理学家巴甫洛夫，以大脑兴奋与抑制学说，论述睡眠与觉醒两种生理现象。认为睡眠是人体一种保护性抑制的扩散状态。

奥秘 2：睡眠中枢学说。神经生理学家从动物实验中发现控制调节睡眠组织结构，有延髓、脑桥、孤束核、蓝斑和中缝核等，这五个特定组织结构与睡眠有关，故称之为睡眠中枢。

奥秘 3：睡眠物质学说。通过对激素和神经递质的研究，发现人体的很多激素分泌，有昼夜节律变化，与睡眠有因果性关系。神经递质中有乙酰胆碱、多巴胺、去甲肾上腺素、五羟色胺等，均可通过激发对神经控制而影响睡眠。20 世纪 80 年代，有人从尿中提取的"尿核甙"，可引发睡眠的作用，被称之为睡眠因子。这种睡眠因子，既能促进睡眠，又能增强人体免疫功能。实践证明：人在发烧时，睡眠因子分泌增加，睡眠质量也随之改善。人体白细胞数量增加，吞噬细胞功能活跃，免疫和肝脏解毒功能均见明显增强，体内代谢速度加快，从而提高机体抗病能力，故有人称睡眠是治病"良药"。

问 5.2.4　为什么说睡眠是健康的保护神？

从生理学上讲，睡眠是健康的保护神。睡眠对人体健康的保护作用主要有如下 5 点：

1．消除疲劳：睡眠时，人体代谢降低，体温、心率、血压下降，呼吸及内分泌明显减少。有助于心身放松和消除疲劳。

2. 保护大脑：大脑在睡眠状态下，耗氧量明显减少，脑细胞能量贮存增加。这些变化有助于恢复精力，提高脑力效率。长期睡眠不足者，表现为烦躁、激动或精神萎靡、注意力分散、记忆明显减退，甚至会导致幻觉等。

3. 增强免疫功能：睡眠不仅是智力和体力再创造的过程，而且还是疾病康复的重要手段。睡眠时，体能消耗降低，免疫功能增强，组织器官自我修复加快。因此，现代医学常把睡眠作为一种治疗手段，用来医治顽固性疼痛及精神障碍等症。

4. 促进发育：睡眠与儿童生长发育密切相关。婴幼儿在出生后相当长的时期内，大脑继续发育，需要更多的睡眠。在婴儿睡眠中，有一半是快动眼睡眠期（REM），而早产儿的 REM 可达 80%，说明他们的大脑尚未成熟。儿童生长速度在睡眠状态下增快，因为在慢波睡眠期，血浆中生长激素可持续数小时维持在较高水平，故要使儿童身高增长，就应当保证有足够时间和质量的睡眠。

5. 延缓衰老：人在觉醒时，因体力或脑力活动，消耗机体大量能量；而在睡眠时，体内基础代谢降低，能量合成大于分解，使机体能量储备充盈，组织器官功能增强，故适度睡眠可延缓衰老。那么，老年人每天的适度睡眠为几小时？过去认为老年人每天睡眠 4~5 小时即可。但近年来研究认为：60~70 岁，每天需睡 9 小时左右；70~90 岁，需睡 10 小时左右；90 岁以上需睡 10~12 小时。从老年生理讲，大脑活动能力逐渐衰退，适当延长睡眠时间，有益于机体及大脑能量储备。

问 5.2.5　生理学家是怎样发现人类大脑睡眠开关的？

1. 生理学家发现，人类大脑有种能够触发睡眠开关的物质。当时他们认为：这或许可催生新型安眠药？令饱受失眠折磨的人，能够即刻安然入睡。

2. 众所周知，多巴胺是一种令人头脑保持清醒的化学物质。多巴胺水平下降，可触发被称为"睡眠"的开关。牛津大学的科学家，正试图搞清大脑在进入睡眠时，是怎样做到立即停转的？该步骤会对整个大脑产生何种影响等问题？

3. 生理学家发现，人体有两套掌管睡眠的机制：一套是掌管白天活动的生物钟；另一套则是称为"睡眠同态调节器"，它负责引发人的困倦感，即便在天还没黑时也能做到这一点。

4. 该文章第一作者格罗·米森伯克说："生物钟让我们能够预感地球自转，给环境带来的可预料的变化。因此，它能够保证人类在最安全的时候睡觉，但它并没有解开人类为何需要睡眠这个谜底。"这个问题的答案，可能来自第二个机制，也就是睡眠同态调节器。当人处于清醒状态时，大脑中的同态调节器，会对某种物质的水平进行测量。我们不清楚这种物质究竟是什么？当它的水平达到某个临界值时，人便会进入睡眠状态。当人醒来后，这一循环会重新启动。

5. 研究人员对果蝇大脑中"睡眠同态调节器"进行了研究，果蝇控制睡眠的神经与人类相似。他们发现，当睡眠神经具有电活性的时候，果蝇就会进入睡眠状态，而当睡眠神经平静下来后，果蝇就会清醒。

6. 研究人员还发现，控制睡眠神经元的开关，是基于"睡眠"开关的活性，这个体内的阀门控制着睡眠神经元，是否能够接收到电信号。当人体不再产生多巴胺的时候，开关就会开启，从而引发睡眠状态。那么，我们能否通过睡眠功能训练，用丰富的想象、意念，在人的大脑设置一个睡眠开关来调节睡眠功能呢？我们不妨做些深层次的设想、研究和探讨。

问 5.2.6　怎样启动大脑睡眠开关？

1. 启动人的大脑睡眠开关？这是一个非常大胆的想法。生理学研究人员，发现人类大脑中有触发睡眠的开关，这是一个多么振奋人心的消息。我们假设：失眠者经过睡眠功能训练，学会启动自己脑子里的睡眠开关。对于失眠者来说，那是多大的福音？当你躺到床上，闭合双眼，关闭睡眠开关。这时立刻进入甜美的梦乡；睡一觉醒来，又好像打开睡眠开关，头脑清醒，疲劳消失，全身轻松，精神饱满。

2. 睡眠是人类生命活动的一种本能，可以受人的意识支配。例如：若

抗衰老"革命"

有忙碌、紧张、"七情六欲"等情况，均可影响人的睡眠状态。或许有人会问：既然睡眠受人的意识支配，那么能否通过睡眠功能训练，启动我们大脑的睡眠开关，来改善人们的睡眠状态，从而达到增进健康、防治疾病的目的呢。答案是肯定的。在我国传统医学中，就有许多是通过意念、意志、练习或训练，改善人的睡眠条件、防病健身的方法。例如：练气功、瑜伽、太极拳、八段锦、五禽戏，某些武功、武术等。当然，这些假设和推理，尚需从影响睡眠发生的因素，通过神经递质等检测，得到进一步验证。那好，下面我们就来谈强化睡眠功能训练。

第 3 章　强化睡眠功能训练

问 5.3.1　什么是强化睡眠功能训练?

　　强化睡眠功能训练是指应用科学方法，训练或培养良好的睡眠习惯，是增强人体本能的一种有效方法。通过睡眠功能训练，可以达到顺应自然，遵循生物节律变化，选择最佳睡眠时间，优化睡眠方法和睡眠效果。我们的目标是提高睡眠质量，保护大脑，恢复体力，促进健康，延缓衰老。

问 5.3.2　睡眠功能训练有哪些训练程序?

　　程序 1：睡眠环境。

　　精心营造一个良好的睡眠环境，是提高睡眠质量的第一步。睡眠要求：环境安静，空气清新，温度适宜，光线暗淡。睡觉不要开灯、开电视，以免光线、噪声污染，并可节省能源。

　　程序 2：睡眠用具。

　　睡眠卧具选择，床铺软硬适度，南方可用棕床，因其弹性大小适宜，可使全身肌肉放松。睡眠枕头，可选稻壳枕、木棉枕等。枕头高度应与肩平为宜。

　　程序 3：睡前准备。

　　（1）睡前不吸烟，不饮酒，不饮浓茶、咖啡，忌食辛辣刺激食物，睡前饥饱适度。

　　（2）睡前做个全身温水浴，或热水泡脚，经验证明这些方法对睡眠均有益。全身进行 36℃~38℃温水浴，具有调节、镇静、安眠的作用；热水泡脚古书说："春天洗脚，生阳固脱；夏天洗脚，湿邪乃除；秋天洗脚，肺腑润育；冬天洗脚，丹田暖灼。"

（3）要掌握睡眠功能训练三个要点：一是调整心态，笑口常开，对睡眠功能训练有信心；二是精神集中，排除杂念，全神贯注，一丝不苟，认真做好每一个训练程序；三是坚持天天训练，月月训练，年年训练，长年坚持，持之以恒。

程序4：按时就寝。

生活规律要顺应自然变化，按生物节律，早睡早起，顺应自然，益寿延年。晚上9~11时；中午12~1：30时；凌晨2~3：30时，为最佳睡眠时间。古书说："日出而作，日落而息，昼动夜静，乃阴阳一定之理。"这是古人根据昼夜变化，总结出来的"生物节律"。

程序5：睡眠姿势。

常见睡眠姿势有三种：侧卧、仰卧、俯卧。右侧卧位是最佳睡眠姿势。因为：

（1）心脏位于胸腔左侧，右侧卧位心脏受压较小，可减轻心脏负担，有利于心脏功能活动。

（2）胃通向十二指肠、小肠通向大肠，均向右侧开口，右侧卧位有利于胃肠内容物顺利通过。

（3）肝脏位于右上腹，右侧卧位时处于低位，对肝脏"藏血"有利；

（4）由于脊柱向前弯曲，四肢容易放置舒适位置。

（5）有利于全身肌肉放松，提高睡眠质量。

以上5点简要说明右侧卧位的优点。当然，人们睡眠姿势并非固定不变，而是要根据个人感受，不断变换睡眠体位，但总的原则是以睡得安然、舒适为宜。

程序6：睡眠诱导。

诱导方法Ⅰ：意念放松法。

（1）躺在床上，轻闭双眼，自然呼吸，放松全身。

（2）把注意力集中在双手或双脚上，想象肢体沉重感觉，体验肌肉松弛程度。

（3）自我默念暗示语句：我手越来越沉重，我上肢越来越沉重；我脚越来越沉重，我下肢越来越沉重；我全身都越来越沉重；慢慢地默念，你就会在舒适、沉重的感觉体验中，进入甜美的梦乡。

诱导方法Ⅱ：呼吸调节法。

（1）躺在床上，全身放松，先深呼吸几次。

（2）一呼一吸为一息。呼气叫出息，吸气叫入息。

（3）开始数息，可以数入息，也可以数出息，从第一息一直数到第十息。目的在于通过计数呼吸，做到心理放松、平静入睡。

（4）如果在计数过程中，发现自己"思想走私"，就得从头数起。如此反复循环，便可不知不觉进入梦乡。

诱导方法Ⅲ：睡眠开关法。

在诱导方法Ⅱ呼吸调节基础上，通过丰富的想象力、意念，想象在大脑设置睡眠开关，进行缓慢、反复练习：关闭睡眠开关，打开睡眠开关……直到能控制睡眠功能状态，并且运用自如。俗语说："功夫不负有心人，天天练习，月月练习，常年坚持练习。"这个目标是能够实现的。

程序7：睡眠时间。

一个人，每天生理睡眠几小时？要根据不同年龄、性别、体质、环境，以及生活习惯而定。一般地说，女性比男性嗜睡，年龄越小睡眠时间越长。新生儿睡眠时间可达20~24小时；成人睡眠时间需要6~8小时。过去认为：老年人只需睡眠4~5小时即可。但近年来研究发现，60~70岁者，平均每天需睡8~9小时；70~90岁者，每天需睡10小时左右；90岁以上者，每天需睡10~12小时。

程序8：睡眠苏醒。

老年人睡醒后，最好是先休息片刻再起床。然后如厕、洗漱、做操活动关节，再进行其他活动。

问5.3.3　睡眠功能训练告诉我们些什么？

1. 睡眠是人体本能，受人的意识支配，其功能可以进行强化训练。良好的睡眠是身体健康的重要条件。科学的原理告诉我们：睡眠功能训练诱导方法，通过意念放松、呼吸调节、丰富的想象力，能在大脑启动睡眠开关，控制睡眠功能状态。

2. 我们可以模仿、学习，睡眠功能训练方法，或者像练气功或瑜伽，放松心身，排除杂念，全神贯注，用丰富的想象、意念，在自己的大脑设置一个睡眠开关，控制开启和关闭睡眠状态，亲身体验看结果怎样？俗话说："功夫不负有心人。"如果你能坚持天天训练，月月训练，年年训练，日久天长，一定会出现意想不到的奇迹。

第 4 章　睡眠功能训练注意事项

问 5.4.1　睡眠功能训练应注意什么问题？

1. 做好心理准备：好心情与睡眠有密切关系。欲求提高睡眠质量，首要是调节心理状态，每天都要营造一个好心情，好心情能提高睡眠质量。

2. 走出"越怕失眠越失眠"、失眠"无法可医，无药可救"的误区。树立对睡眠功能训练的信心。

3. 减轻工作压力，采用一套有效的时间管理系统，进行步行、慢跑、体操等活动，持之以恒，坚持运动训练。

4. 入睡前 0.5~1 小时，应该做一些使自己放松的事情，如聆听速度缓慢、力度较弱、节奏平稳的催眠乐曲或在适度灯光下安静阅读，均有助于进入睡眠状态。

5. 按睡眠功能训练程序上床后，可依次做意念放松训练，意守丹田呼吸训练，全神贯注数数法等，以减少大脑兴奋，诱发进入睡眠状态。

6. 如果上床 40 分钟之后，仍然不能入睡，就索性起来做点其他事情，直到有睡意再上床睡觉。

7. 疲劳是最好的安眠药。白天要努力工作，让大脑充分兴奋，使身体有适度疲劳感，就会更容易入睡。

第5章 睡眠功能训练适宜与不适宜人群

问 5.5.1 睡眠功能训练，适宜与不适宜哪些人群？

1. 适宜进行睡眠功能训练的人群

（1）生活方式不良，健康状态属于Ⅱ级以上者。

（2）每天睡眠时间在 5~6 小时以下者。

（3）生理性失眠、睡眠障碍及睡眠质量欠佳者。

（4）大脑兴奋过程占优势者。

（5）免疫功能低下，身体虚弱，经常罹患感冒者。

2. 不适宜进行睡眠功能训练的人群

大脑抑制过程占优势，嗜睡、心理障碍、精神异常等。

注：健康评估分级，参见第 2 章第 5 节 A 级问卷健康评估法。

问 5.5.2 怎样评估睡眠质量？

评估标准，可依据睡眠时间、睡眠质量、醒后精神状态、胜任工作和学习能力等，划分为 5 个等级。

优，Ⅰ级睡眠状态：睡眠时间可达 6~8 小时，睡眠质量深沉香甜，醒后全身轻松，疲劳消失，头脑清晰，精神饱满，能很好地胜任工作和学习。

良，Ⅱ级睡眠状态：睡眠时间虽然能达 6~8 小时，但睡眠质量一般，有时做梦，醒后没有疲劳感，头脑尚清醒，精神状态一般，一般能胜任工作和学习。

中，Ⅲ级睡眠状态：睡眠时间仅有 5~6 小时，睡眠质量欠佳，易醒多梦，醒后有轻度疲劳感，头脑稍感昏沉，精神状态较差，勉强胜任工作和学习。

差，Ⅳ级睡眠状态：睡眠时间不足 5 小时，睡眠质量明显欠佳，易被做梦惊醒，有中度疲劳感，头脑轻度昏沉，精神状态明显不振，对工作和学习感到厌倦。

极差，Ⅴ级睡眠状态：睡眠时间不足 3 小时，睡眠质量极差，常被做梦惊醒，有重度疲劳感，头脑明显昏沉，精神极度不振，不能胜任工作和学习。

怎样评估睡眠质量，请参见《科学抗衰老，健康到百岁》135~142 页。乔志恒 编著，北京华夏出版社 2012。

第六篇
节制饮食训练

第1章　节食基础知识

问 6.1.1　什么是"节食"？

"节食"是胃肠功能训练的一种方法。节食的正确内涵，不仅是少食，而且要讲究吃什么？怎样吃？即讲究食物营养成分、食物热量、营养与身体机能的关系等。由此可见，吃大有学问，欲想健康长寿，就必须研究食物的营养科学。

问 6.1.2　节食与饥饿疗法有何异同？

节食在饥饿疗法中，被称为减食法或不完全断食法。其含义是限制高热量食物的摄入，主要限制脂肪和糖类，以水果、蔬菜、高纤维素食物为主，维持身体基础代谢最低需求。节食训练与饥饿疗法的区别，在于不采用完全断食法（绝谷、辟谷）。

问 6.1.3　什么是食物热量？

煤燃烧产生热量，煤火燃烧得越旺，产生的热量也就越多。食物热量也是这个道理，只是食物热源不是煤，而是食物中产热的营养素。我们的身体得到这些营养素，可使人体温度保持在 37℃ 左右，保证人体正常学习、工作、生活和健康。这些供热营养素，就是糖类（碳水化合物）、脂肪和蛋白质。

问 6.1.4　什么是食物热量单位？

在物理学中，热量单位称为卡路里（caloric），又简称卡（cal）。热量单位的含义：把 1 克水的温度，提高 1 摄氏度，便需要 1 卡热能。在营养学中热量的单位，则习惯用千卡或者大卡（Kilocalorie；kcal）表示。1 千卡 = 4.184 千焦耳。

问 6.1.5　热量消耗有哪些途径？

人体热量消耗的途径，主要有三个部分：第一是基础代谢率，占人体总热量消耗的 65%~70%；第二是身体活动，占总热量消耗的 15%~30%；第三是食物热效应，约占 10%。

第 2 章　节食训练的理论依据

问 6.2.1　节食能使人健康长寿，理论依据何在？

有人研究发现：节制饮食可以改善体内细胞生物化学成分，使动物生理发生重要变化，能使基因修复能力增加 40%，预期寿命延长 50%。研究者认为：节制饮食，能激发细胞中"幸存"基因的活力，使身体抗病能力增强。纠正基因复制错误的能力越强，人们的寿命就越长。

问 6.2.2　习惯饱食者，对身体有哪些危害？

科学研究发现：饱食危害颇多，不仅可使人体脂肪沉积，大腹便便，而且能造成大脑代谢紊乱，损伤细胞并使人早衰。人们呼吸时，有 2% 吸入氧，被氧化酶催化，形成自由基。自由基对人体有害，能导致细胞损伤、动脉血管硬化，引发疾病并加速衰老和死亡。换句话说，人体摄入能量越大，产生的自由基就越多，人体老化的程度也就越快。

问 6.2.3　用科学实验说明饱食对人体有哪些危害？

请看两项趣味实验

实验 1：20 世纪 30 年代，美国康奈尔大学营养学家克莱德·麦卡教授做了一个非常有趣的动物实验。

（1）实验方法：将小白鼠分为甲乙两组：甲组小白鼠限制热量摄取；

乙组小白鼠则不加限制，任其敞开肚皮吃。对两组小白鼠，均保证必需的营养供给，包括蛋白质、脂肪、碳水化合物、维生素、矿物质等。

（2）实验结果：

①观察骨骼生长：甲组小白鼠活到300天、500天，乃至1000天，骨骼仍呈现缓慢生长趋势；而乙组小白鼠于175天后，骨骼便停止生长。

②观察小白鼠寿限：甲组小白鼠寿命长达3~4年，且患病率极低；乙组小白鼠寿命不到2.5年便全部死亡。

实验2：20世纪60年代末，美国老年学家马克登诺做了一个同样有趣的动物实验。

（1）实验方法：用含22%的蛋白质、5%的植物油饲料喂养两组小白鼠。

甲组不限食：每天供应含20千卡热量的饲料，为正常饮食组。

乙组限食：每天只供应10千卡热量，仅及甲组饲料的1/2。

（2）实验结果：观察结果是，乙组小白鼠中，有2/3平均寿命显著延长，最长寿命竟超过甲组小白鼠2倍。

（3）研究提示：上述两项研究结果说明，限制热量摄取的小白鼠，较不限制热量摄取的小白鼠，其寿命显著延长。

问 6.2.4 有人认为饥饿状态能够延缓衰老，有理论根据吗？

1. 是的，有人认为，只要吃得少，就能减少一生中产生自由基的数量。动物试验证明：半饥饿状态下的小白鼠，比饱食终日的小白鼠寿命长一半。有人亲身实践这种理论，长期将卡路里摄入量减少1/3。虽然不能证明，饥饿状态能够延缓衰老，但有足够研究资料表明，这种方法可以改善心血管功能状况，这一点是可以肯定的。

2. 人吃得多，线粒体负荷就多，氧自由基就会大量产生，对线粒体功能影响就大。如果限食，人体的氧负荷降低，就能减少氧自由基的产生，从而延缓衰老进程，延长寿命。

上述两项实验研究证明，实施科学节制饮食，可以减少自由基的产生，使细胞免于受害，有助于预防疾病和延缓衰老。

问6.2.5　节食专家怎样谈论节食？

1. 控制饮食可延缓衰老。北京大学衰老研究中心常务副主任张宗玉说，人们一日三餐中的糖、脂类与蛋白质，在细胞线粒体内经生物氧化产生的能量，可供机体一切生理与生化活动的能量需要。糖、脂类、蛋白质代谢在细胞内被氧化的过程中，不断消耗从空气中吸收的氧，而进入细胞内的氧，90%在线粒体中用于生物氧化，但仍有1%~4%的氧同时被转化为氧自由基，这种物质最易损伤线粒体DNA，从而产生线粒体DNA片段的缺失，故影响线粒体的功能，无法对人体供应营养。氧自由基具有毒性，对细胞衰老有深刻的影响，也会给细胞的长期存活带来不利影响，而氧自由基引起DNA损伤，是影响衰老进程的重要因素。

2. 美国学者保罗，长期从事热量控制研究。保罗认为：让身体长期保持饥饿状态，降低热量摄入，可以避免过剩热量在人体内囤积，减少人体负担，有利于增强人体机能活力，而使人延年益寿，挑战人类寿命极限。他还说："如果人体在17小时，处于低热量状态，大脑会分泌出一种化学物质，这种物质释放会让人产生兴奋愉快的感觉。"

3. 美国免疫学家奥福尔指出：限食可使机体免疫力在老龄时仍保持旺盛，使免疫中枢器官——胸腺定时紊乱得以推迟。一些专家对限食小白鼠的器官检测表明，它们在年老时，心脑等主要脏器，出现脂褐素堆积情况，要比同龄正常饮食小白鼠低得多。

4. 加利福尼亚大学医学博士罗尔·伍尔福，曾对动物做过限食实验，发现限食能使动物体温下降2℃~3℃。老年医学研究指出，降低体温能够长寿，而限食是使体温自然下降的有效办法。

5. 保加利亚知名饮食专家巴拉邦斯基，对100名各年龄段的志愿者，进行长期跟踪调查后，认为正常人群最合理的膳食结构，应该是在一日三餐的基础上，配合两次上、下午茶。应高度重视早餐、午餐摄入的能量，可占到全天摄取总能量的45%，而晚餐则宜遵循清淡原则。人体即使在完全放松的状态下，也需消耗大约 1500 千卡能量，相当于 150 克碳水化合物、40 克脂肪和 40 克蛋白质所提供能量之和。

6. 日本九州大学大村裕教授报告：在一顿饱餐之后，大脑中有一种叫作"纤维芽细胞生长因子"，比进食前增加数万倍。这种物质，能使毛细血管内皮细胞、脂肪细胞增殖，造成脑动脉硬化，记忆力减退，促使大脑早衰。通过限制饮食，可减少"纤维芽细胞生长因子"在大脑中生成，推迟脑动脉硬化和大脑衰老。

第 3 章 节食的良性效果与副性反应

问 6.3.1 节食有哪些良性效果?

节食能产生什么效果? 现代医学研究证明, 适当节食训练可以见到如下良性效果:

1. 节食或限制热量摄入, 能减轻胃肠负担, 促进消化道疾病康复。

2. 减少体内过剩热量、脂肪沉积, 有助于预防动脉硬化、心脑血管病、糖尿病及其他中老年常见病。

3. 研究发现, 动物体内存在一个特定基因, 在食物热量供应受到限制的情况下, 这个基因编码蛋白质便会增加, 起到防止细胞凋亡的作用。此认为是节食延缓衰老的重要因素。

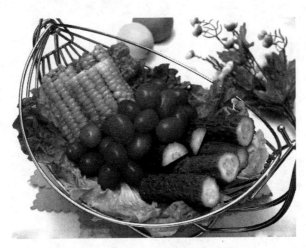

图 6-3-1 低热量食物

4. 节食能调节植物神经、内分泌和免疫系统功能，使神经系统兴奋与抑制过程趋于相对稳定状态。

5. 节食对青壮年有助于预防未老先衰，青春永驻；对中老年有助于延缓机体及内脏器官衰老，有益于健康长寿。

问 6.3.2　节食会产生副性反应吗？

1. 在正常情况下，只要按照节食训练方法，除有轻度饥饿感之外，一般没有不良反应。

2. 但过度节食，或方法不当，可因饮食热量不足，而出现体重下降，营养不良，甚至导致短暂蛋白质、钾、镁、钙、铜、锌等缺乏。

3. 我们强调的节食是要在医生指导下，采取科学的方法，循序渐进，持之以恒，方可收到祛病延年的效果。

第4章 节食训练方法

问 6.4.1 什么是节食训练?

节食训练（diet training）是指用科学的方法，训练或培养一种良好的饮食习惯。即定时、定量，不暴饮暴食，讲究营养平衡、膳食平衡之良好的生活方式。

问 6.4.2 什么是"质控节食"和"量控节食"?

依据节食理论，将节食分为质控节食法和量控节食法两种。

质控节食法主张多食含蛋白质的食物，不食或少食含脂肪、碳水化合物的食物；量控节食法主张要计算食物的热量，摄入的热量永远小于消耗热量。这两种节食法，各有优缺点。我们主张：根据节食者个人的身体状况，在保证身体基本的营养条件下，进行有效科学的节食。

问 6.4.3 节食训练有哪些优点?

节食训练优点有三：一是可避免实施饥饿疗法所带来的某些风险因素；二是没有难耐的饥饿感，大多数人易于接受；三是能产生饥饿疗法预期的效果。

问 6.4.4. 节食应遵循哪些原则？

1. 明确节食目的，制订节食计划。

2. 老年人要在医生指导和监督下进行节食训练。

3. 饮食原则是："宜少不宜多，宜欠不宜过；宜热不宜冷，宜软不宜硬。"

4. 进食要做到：定时、定量，细嚼慢咽，进食不宜讲话。

5. 进食环境，尽量做到清洁、卫生、安静、优雅。

问 6.4.5 节食时间怎样安排？

生物节律研究，在早、中、晚三段时间内，人体消化酶活性增高。实验证明：每日三餐，食物中蛋白质消化吸收率为 85%；如改为每日两餐，每餐各吃全天食物量一半，则蛋白质消化吸收率仅为 75%。因此，按照我国传统生活习惯，一日三餐比较合理，是一种比较好的生活方式。

问 6.4.6 一日三餐怎样搭配？

早餐：营养丰富，易吸收，易消化，质量好，吃 7~8 成饱。

中餐：营养丰富，荤素搭配，粗细粮搭配，吃 7~8 成饱。

晚餐：营养丰富，以果蔬为主，宜流食，量宜少，吃 5~6 成饱。

一日三餐，用餐量可参照 "早吃好，午吃饱，晚吃少" 的原则，定时用餐。

问 6.4.7 酸奶节食法

1. 节食目的在于 "清理" 胃肠道，使胃肠得到休息的同时，改善饮食过量及不规则的饮食习惯，调节胃肠运动和吸收功能。

2. 实施节食训练，调节神经、内分泌，以及免疫系统功能，增强机体物质代谢和身体健康。

问 6.4.8 怎样用酸奶节食？

酸奶节食实施方法：

1. 首先要有积极乐观的心态，坚信自己通过节食训练，能减轻胃肠负担，使身体变得更加健康、强壮。

2. 在酸奶节食训练期间，早餐只能吃新鲜水果 1~2 个；午餐和晚餐，每餐食用 250 毫升低脂酸奶（2×150 卡）。如果感到饥饿，可以吃低热量水果或喝水。一般训练时间 2~3 天。

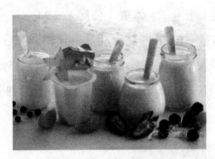

图 6-4-1 饮用酸奶

3. 节食训练期间，饮用酸奶要适量。饭量大者，午餐和晚餐，每餐食用低脂酸奶也不宜超过 500 毫升（2×300 卡）。

4. 结束节食训练后，不能马上吃油腻食物，先吃流质食物，如牛奶、稀饭等，再慢慢恢复正常饮食。

5. 在节食训练期间，要尽量把生活安排得轻松平淡，注意不宜做剧烈的无氧运动。

问 6.4.9 限制食物热量节食

什么是营养素产热值？计算食物或饮食所含的热量，首先要知道营养素的重量。以每克为单位，分别是：

碳水化合物产生热量 = 4 千卡 / 克

蛋白质产生热量 = 4 千卡 / 克

脂肪产生热量 = 9 千卡 / 克

酒精产生热量 =7 千卡 / 克

有机酸产生热量 = 2.4 千卡 / 克

问 6.4.10　怎样计算食物热量？

食物热效应＝人体基础代谢（BMR）＋活动量 ×10% 或 ÷9

人体基础代谢（BMR）所需基本热量简易算法：

女性：基本热量（千卡）＝体重（公斤）×22

男性：基本热量（千卡）＝体重（公斤）×24

每人每天所需热量＝BMR ＋总活动量＋食物产热效应

一般认为，老年人基础代谢比青年人降低 10%~15%，所以，每日需要热量亦相应减少。一位 65 岁以上的老年人，每天总热量宜控制在 1200 千卡 ~2000 千卡之间。

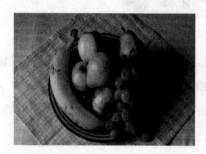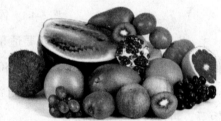

图 6-4-2　新鲜水果

问 6.4.11　下列为一周节食训练食谱

星期一食谱

早餐：豆浆一杯（60 卡），馒头一个 2 两（200 卡），煮鸡蛋一个（75 卡），香蕉一只（91 卡）。

热量：60 ＋ 200 ＋ 75 ＋ 91=425 卡

中餐：虾米烧冬瓜（50 卡），皮蛋拌豆腐（160 卡），醋烹绿豆芽（28 卡），米饭一小碗（200 卡）。

热量：50＋160＋28＋200=438 卡

晚餐：腐竹拌黄瓜（250 卡），稀饭一小碗（50 卡），烤甘薯 1 块（55 卡）。

热量：250＋50＋55=355 卡

第一天合计热量 =425＋438＋355=1210 卡

星期二食谱

早餐：牛奶一杯（150 卡）、面包两片（125 卡）、鸡蛋一个（75 卡），苹果一个（55 卡）。

热量：150＋125＋75＋55=405 卡

中餐：西红柿炒鸡蛋（100 卡），木耳拌芹菜（25 卡），麻婆豆腐（349 卡），米饭一小碗（200 卡）。

热量：100＋25＋349＋200=675 卡

晚餐：紫菜豆腐汤（50 卡），炒青椒土豆丝（98 卡），凉拌白菜心（17 卡）、全麦馒头一个（200 卡）。

热量：50＋98＋17＋200=365 卡

第二天合计热量 =450＋675＋365=1445 卡

星期三食谱

早餐：五谷粥一中碗（350 卡），爽口小菜一碟（20 卡），梨一个（54 卡）。

热量：350＋20＋54=424 卡

中餐：凉拌西兰花（35 卡），清蒸鱼（100 卡），炒青椒冬笋丁（20 卡）、米饭一小碗（200 卡）。

热量：35＋100＋20＋200=355 卡

晚餐：凉拌青笋酸辣藕片（50 卡），小米粥一小碗（100 卡），馒头一个（200 卡）。

热量：50＋100＋200=350 卡

第三天合计热量 =424＋355＋350=1129 卡

星期四食谱

早餐：玉米粥（88 卡），蒸蛋羹（75 卡），什锦泡菜（20 卡），馒头一个（200 卡），柑橘一个（43 卡）。

热量：88 + 75 + 20 + 200 + 43=426 卡

中餐：红烧牛肉（180 卡），凉拌菠菜（20 卡），素炒芥兰（20 卡），米饭一碗（200 卡）。

热量：180 + 20 + 20 + 200=420 卡

晚餐：冬瓜排骨汤（50 卡），炒胡萝卜青椒土豆丝（50 卡），凉拌茄泥（95 卡），玉米饼一块（200 卡）。

热量：50 + 50 + 95 + 200=395 卡

第四天合计热量 =426 + 420 + 395=1241 卡

星期五食谱

早餐：蒸糯玉米一个（120 卡），牛奶一杯（150 卡），鸡蛋一个（75 卡），干果若干粒（50 卡）。

热量：120 + 150 + 75 + 50=345 卡

中餐：三鲜饺子四两（420 卡），凉拌海带胡萝卜丝一小碟（70 卡），豆浆一杯（60 卡）。

热量：420 + 70 + 60=550 卡

晚餐：豆苗鱼丸汤（65 卡），馒头一个（200 卡），烤甘薯 1 块（55 卡）。

热量：65 + 55 + 200=320 卡

第五天合计热量 =395 + 550 + 320=1265 卡

星期六食谱

早餐：牛奶一杯（150 卡），煮鸡蛋 1 个（75 卡），全麦面包两片（125 卡），桃或柿子一个（45 卡）。

热量：150 + 75 + 125 + 45=395 卡

中餐：黄瓜拌鸡丝（389 卡），香菇炒油菜（70 卡），米饭一小碗（200 卡）。

热量：389 + 70 + 200=659 卡

晚餐：蒜泥拌酱牛肉（200 卡），白米粥一中碗（60 卡），烤甘薯 1 块（55 卡）。

热量：200 + 60 + 55=315 卡

第六天合计热量 =350 + 659 + 315=1324 卡

星期日食谱

早餐：牛奶一杯（150 卡），苏打饼干五块（200 卡），葡萄若干（40 卡）。

热量：150 + 200 + 40=390 卡

中餐：素焖扁豆（37 卡），番茄炒菜花（40 卡），虾仁蒸蛋羹（180 卡），玉米饼一块（200 卡）。

热量：37 + 40 + 80 + 200=417 卡

晚餐：馄饨一中碗（200 卡），芝麻烧饼一个（150 卡），爽口小菜一碟（20 卡）。

热量：200 + 150 + 20=370 卡

第七天合计热量 =390 + 417 + 370=1177 卡

注：1. 一周节食训练食谱，为一个中老年人用餐量，饭量大者，可增加蔬菜、水果、鱼类、豆制品，尽量减少肉类、油脂食品。

2. 水果种类，可按季节，以新鲜瓜果为主，一般在用餐前后半小时，或上午 10 时，下午 4 时食用为宜。

3. 关于菜谱名称，不拘泥于上述品名，可依各地风俗习惯，主要用料相同即可。

问 6.4.12　节食训练有疗程吗？一个疗程多少天？

节食训练，可长可短。短者几天，几个星期；长者可达几个月，乃至形成一种良好的节食习惯，要视个人实际情况而定。

第 5 章　节食训练注意事项

问 6.5.1　节食训练应注意什么？

1. 首先要有积极乐观的心态，坚信自己通过节食训练，能培养出良好的饮食习惯，使身体变得更加健康强壮。

2. 早餐是一天的开始，如果不吃早餐，一整天都会精力不足，工作效率低。午餐最好吃易于消化、易于吸收，富含蛋白质、脂肪、糖、维生素、矿物质等五大营养元素的食物，保持营养均衡。晚餐不可多吃。最好吃些清淡的食物，如水果、蔬菜之类。

问 6.5.2　什么是摄入热量最低限、最高限？

1. 摄入热量平均每日不宜小于 900 千卡，当你节食，摄入小于 900 千卡以下热量时，不仅会造成严重的饥饿感，而且会引起营养不良等副作用。

2. 一般来说，凡老年人都应少吃主食，多吃富含蛋白质、纤维等副食品，完全素食也不可取，但每日摄入总热量不宜大于 2000 千卡。

第6章 节食训练适宜与不适宜人群

问 6.6.1 节食训练适宜哪些人群?

1. 不良生活方式,健康状态属于 II 级以下者。
2. 体重超标、各级肥胖者。
3. 免疫功能低下,身体虚弱,经常罹患感冒者。
4. 胃肠功能紊乱,习惯性便秘或交替腹泻者。
5. 患有高血压、高血脂、早期冠心病的患者。

问 6.6.2 节食训练不适宜哪些人群?

1. 患有高烧、各种急症者。
2. 患有各种出血性疾病者。
3. 患有贫血、低血压、低血糖者。
4. 患有因营养不良引起的身体虚弱者。
5. 患有长期低烧,伴有消耗性疾病者。

附 饥饿疗法

当今,美国、日本、俄罗斯等一些欧洲国家和地区,正盛行一种"饥饿疗法",美国医学家指出:定量饥饿不但可以预防疾病,还能医治精神病患者;20 世纪 60 年代,乌克兰曾有一位久患重病的年轻学者,坚持饥饿一个半月，治愈了陈疾老病。日本时下设立的"绝食医院"就有7000家。医生指导病人用绝食方法治病，据说疗效很好。古人说："善养生者，先饥而食，食勿令饱；先渴而饮，饮勿令过。食欲数而少，不欲顿而多。"《东谷赘言》又说："多食之人有五患，一者大便数，二者小便数，三者扰睡眠，四者身重不堪修养，五者多患食不消化。"

1. 几种相关学说

（1）自身中毒说：人类衰老和疾病的原因，自古以来便是热门话题。病理学家梅基尼可夫毕生研究，指出"大肠中粪便积聚，因而产生腐败细菌，形成有害物质，引起自身食物慢性中毒，于是发生疾病和衰老的现象。这便是医学上著名的"自身中毒"学说，梅氏因而名满天下，且荣获诺贝尔医学奖。粪便是最污秽的东西，如大量积聚，其恶气自肺部出来便是气喘，从皮肤排泄便是湿疹。长期自身中毒，令人神经颤抖，精神疲乏，且易并发头痛、背痛、疲倦、失眠及过敏等症状。日本川上教授实验，发现右肠闭塞，招致右脑出血。左肠闭塞，招致左脑溢血。而横行结肠闭塞，则会使联络左右大脑的胼胝体血管膨胀，遂造成精神异常。人体内之宿便，有时可多达十余公斤，长期停留在大肠壁上，实为百病之源。要想治病，首先必须把宿便消除。古今中外的学者，大多作此主张。

（2）酸碱平衡说：

①人体的酸碱平衡性质。组成人体的化学元素有17种：氧达体重65%。碳在人体中所占的重量是18%。氢所占的重量有10%。氮在人体的重量中占3%。钙在人体中占重量应该是2%。磷不过在体重中占1%。以上所说的6种元素，在体重中共占99%，其余的11种元素，总共占不过1%，虽然分量极少，但缺一不可。人体组成的化学元素，80%属于碱性，20%属于酸性。为了适当的补充，以达成血液的酸碱平衡，我们的饮食80%应为碱性，20%应属酸性。一般说来，水果与蔬菜、黄豆、小米、牛奶等是碱性食物，各种肉类、蛋类以及大多数谷类（包括小麦与大米）都是酸性食物。

检讨我们的饮食习惯，则酸、碱性食物比例适得其反。今日大多数人患"酸血症"疾病十分普遍。因此，健康的秘诀就在于素食，并且采取断食方法来排除血中酸毒，以求化学酸碱平衡。

②食物酸碱性与健康：为了说明"消化与吸收"的关系，有人形象地把人体比作一座缓慢的燃烧炉，食物消化到最后所剩灰粉，决定食物的酸性或碱性。人体血液是微碱性的，唯有微碱性血液，才能确保人体健康。因此，我们所吃进的食物，要随时寻求酸碱平衡。日本大阪大学教授片濑淡实验证明：多吃饼干、糖果，是儿童身体衰弱的基本原因。他首先以白糖饲养动物，结果发现动物不但停止发育，而且很快就衰弱以致死亡。他由此实验完成"片濑学"，主张：食物可分为酸性食物与碱性食物两种，人体摄取食物酸碱若不平衡，就会成为人体病弱的原因。吃得过多，尤其是偏重于肉类和糖类，又缺乏蔬果调和，极易导致文明病，损害人体健康。这主要是因为此类酸性食品聚积体内过多，不但促使新陈代谢发生变化、加速衰老，而且会因此产生肉类酸中毒，带来各种疾病。数千年来东方人都以白米为主食，副食中蛋、肉、鱼、甜点、白糖，也都属酸性食物。此类食物摄取量过多，则体液呈偏酸性，抵抗力减弱，容易招致疾病。为求得人体酸碱平衡，必须多吃自然食物，如蔬菜、水果、蜂蜜、牛奶、大蒜、海藻及各种坚果、全麦面粉、糙米和豆类等，并时常实行断食，才能确保人体健康。

（3）体液免疫说：1878 年，病理学家梅基尼可夫发现白细胞的噬菌作用，就是人体免疫和保健祛病的根本原理。白细胞是一种有核无色的单细胞。细菌若侵入体内时，它很快就以阿米巴变形虫状运动，直向病原菌或死灭细胞停留处移动——这叫作同化性浸润，然后把有害的细胞及污物吸入自己的体内，再借蛋白质分解酵素的作用来消化它。另外，小型淋巴球的运动是缓慢的，它含有免疫物质及酵素，这两种物质的作用，就是防御微生物侵入人体，清扫体内的污秽。

（4）自然疗能说：

①免疫、防病机理。人体内有很多巧妙的防卫线，有如军队抗御敌人似数道纵深防线。比如眼泪、唾液、胃液和其他液体有溶酵素杀菌素，杀菌力非常强。此外，保护身体的皮肤也有极强的杀菌力，它是人体自卫的第一道防线。白细胞为体内最有力的防御武器，每遇到细菌侵入体内，便

像磁力一般包围细菌并吞噬。血浆中纤维蛋白素会迅速结成一道网，与白细胞和血浆中所含的其他物质构成一道墙，限定白细胞和细菌的作战范围，疖、脓肿便是抗拒细菌侵入，保护身体的典型例子。但有些疾病人体终生只患一次，便是抗体产生的效果。接种疫苗，刺激我们身体产生抗体，在体内形成"纵深防御线"，自然疗能借此发挥作用，人体便可维护健康，预防疾病。

②神奇的"自然疗能"：人体好像一部能自动修护的"机器"，诸如人体免疫作用，肝脏解毒功能，细胞新陈代谢，各种体液杀菌作用等，都好似为保卫生命安全设计的。一切内、外科治疗，都是以自然疗能为基础的。例如：医生在替病人动手术时，必然相信缝合伤口可以自然愈合，才能安心地动手术，如果伤口不能愈合，外科手术也就无法成立。内科也一样，大部分患者，都需要躺在床上休息，放松心情，解除精神压力，并维持正常的体温，自然疗能便会充分发挥功效。此时服用药物，只是帮忙减轻症状而已。最后治好病的，还是靠病人先天具有的自然疗能——人体先天抗病和解毒功能。目前的医学，不明原因的疾病颇多，事实上，在医学上一些"绝症"，对人体自然疗能来说，绝对不是绝症。否则，人类恐怕早就不能繁衍生息了。

2. 饥饿疗法作用原理

（1）激发免疫功能：人体对一切致病因素入侵，患病与否，程度轻重，很重要的方面取决于免疫功能的强弱。日本大阪医科大学大桥兵治郎教授，曾于1930年带领4名助手做过一次饥饿试验，实验结果："前6天白细胞没有增加，第7天至第10天，白细胞数量激增，第10天后更是急速地增多，有的人甚至超过平时的两倍。由于白细胞的增加吞噬了病原菌，形成了抗体，于是免疫力得以增强。"

（2）清除体内自由基：自由基是导致人体日益衰败老化的重要因素，也是体内营养过剩的衍生物，体内自由基的含量超过人体自我调节清理的负荷时，即会发生各种疾病，乃至患恶性病。饥饿强制性地切断营养来源，故可作为清除体内自由基的最简捷且有效的方法。

（3）促进细胞更新：人体的组织和器官都是由细胞构成的，细胞的新陈代谢功能受阻，则各种器官和组织就趋于老化。饥饿之中，人体的新陈代谢能力成倍地增加，细胞吸收营养的功能特别旺盛，人就会恢复年轻的活力。饥饿作为自我调节的一种方法，在当今"富贵病"增多的情况下，尤其显示出防病健身的威力。见仁见智，以取用不同，而收效不一。

（4）产生内源性治疗因子：人体罹患疾病，使用生物或化学合成的药物，有不少是既有治病功能，也有一定的毒副作用，长期使用会带来药源性疾病。而饥饿后，体内会激发很多相应的内源性药物因子，这种积极的自然疗法，对人体有巨大的祛病驱邪的功效，而无任何毒副作用。

3. 饥饿疗法实施方法

目前比较常见的断食排毒法，包括减食法、不完全断食法和完全断食法三种。

（1）减食法：是指尽量少吃含脂肪、糖类和热量高的食物，胆固醇含量高的也要少食，可多吃含纤维素多的食物。其目的在于可减少摄取过多的热量，避免肥胖。

（2）不完全断食法：是指饮食中的卡路里超低量，也就是尽量根据自己身体与病情的需要，食用极少的食物，以维护身体最低的营养供给，疗程可以是几个星期至几个月不等，视个人实际需要而定。

（3）完全断食法：是指在一段时间内，完全不吃任何食物，只饮水或喝一些果汁、生菜汁。一般做法是断食3天吃一次食物，再断食3天，再吃一次食物，如此循环，以一个月为一个疗程；或隔10天断食一天，疗程为3个月。断食到底要实行几次？每次几天才能有效果？要视个人病情及身体状况而定。一般来说，凡慢性疾病需要断食者，其身体瘦弱者，以每次断食3天、5天或7天为宜，经过1~2次断食后，要进行两个星期的调理；身体比较肥胖的，断食5天、7天或10天，经过1~2次断食后，就要进行3个星期调理；对于一些身体还算健康，但想不定期断食，以排出体内蓄积毒素，保持体内清洁者，宜循序渐进，不要完全断食，以3天较为合适。在不完全断食期间，只喝白开水或果汁。

（4）酸奶断食法

参见第7章第3节酸奶节食法。

4. 饥饿疗法注意事项

（1）实施断食一定要循序渐进，通常以前 3 天为预备期，饮食量应逐日减少，到第四天就可以完全断食，只喝水或果汁、蔬菜汁。

（2）饥饿疗法实行时间长短，应根据自己所要达到的目的而定。短则 2~3 天，长则 7~10 天。只要坚持断食一定的时间，就可达到效果，而且没有不良反应。

5. 专家点评

（1）据美国研究学家考证，在牛奶制品中含有丰富的钙，这种矿物质有瘦身效果，长期饮用牛奶和食用牛奶制品的人，与不喝牛奶的人相比不容易发福。对于考证结果的核实，美国营养学家做了一组测试，测试结果表明，长期食用酸奶的这一组人，体重减少了 5 公斤，几乎是不食用酸奶那一组减肥效果的一倍多。而且食用酸奶的这一组，不仅减轻了体重，也减少了 2/3 的肌体脂肪。

（2）从热量观点来看，喝低脂酸奶一天，仅仅有 320 卡左右，和正常人一天约摄取 2000 卡热量相比，少了很多，的确有可能瘦下去。而且酸奶有健胃整肠的效果，对有便秘习惯的人，可促其排便，达到减轻体重的目的。

（3）有营养师表示：近年来，有关酸奶的作用新发现的相当多，包括可以降低胆固醇，强化免疫系统，但是，却没有包括可以减轻体重的说法。这种方法短期内风险性不大，但是长期下来却有可能营养不良；而且如果你没有改变饮食习惯和生活方式，难保没有反弹的可能。

第七篇

运动功能训练

第1章 运动功能训练解读

问 7.1.1 什么是运动功能训练？

人们常说：生命在于运动，生命在于科学的运动。运动与生命联系在一起，可见运动的重要性。运动是人体的一种本能，受人们意识支配，可以通过本能训练，强化人体运动功能，使这些先天、原始、无意识之初级功能状态，上升到一种有意识，可调节、可调控之高级功能状态，达到增强体质、防治疾病和延缓衰老的目的。

问 7.1.2 运动训练与运动功能训练有何异同？

运动训练是指人们日常随意性运动，对运动目的、运动方法、运动剂量等并无严格要求；但运动功能训练则不同，它是通过医生指导，训练目的明确，按照医生制定之训练方法，使受训者，通过一定的训练计划，提升或掌握某种技能或能力，称为运动功能训练。

问 7.1.3 "生命在于运动"，"生命在于科学运动"解读

1. "生命在于运动。"人的一生都要运动，生命不息，运动不止。从古到今，健康、长寿、智慧是人类的美好愿望。几千年来，人们苦苦探索，不懈追求，研究防御疾病、抵抗衰老和延长寿命的秘诀，现代科学的回答是——运动。

2．"生命在于科学运动"。什么是科学运动？就是要注意选择适合自己的运动项目、运动方法、运动剂量，循序渐进，量力而行，不可疲劳，否则造成"事与愿违"或"事倍功半"。

问 7.1.4 为什么适度运动能延缓衰老？

为什么适度运动能延缓衰老？请看下列研究资料，说明成年人经常进行适度运动训练，可增强体质，延缓衰老。美国学者曾对 25 个州 100 多万中老年人，就运动训练程度和死亡率进行调查。见表 7-1-1。

表 7-1-1　运动训练程度和死亡率

年龄组	完全不运动	少量运动	中度运动	坚持运动
45~49 岁	106	0.56	0.38	0.23
50~54 岁	2.08	0.80	0.55	0.33
55~59 岁	3.60	1.58	0.85	0.59
60~64 岁	4.90	2.32	1.19	0.92
65~69 岁	10.33	3.85	1.47	1.38
70~74 岁	11.02	4.92	2.60	1.56
75~79 岁	16.05	6.55	3.46	1.96
80~84 岁	16.43	8.49	3.96	2.49
80 岁以上	22.13	12.08	5.67	2.78

从上表可以看出，适度运动训练能降低死亡率和延长寿命。

第 2 章　运动功能训练健身作用

问 7.2.1　运动功能训练的 10 大好处

1. 改善心情：运动有助于调节情绪，使你有个好心情，减少焦虑和抑郁。

2. 强壮肌肉：经常训练能使肌肉健壮、有力，活动轻松。

3. 提高应激能力：训练可以消除紧张，提高机体对各种挑战的应对能力。

4. 增强心呼吸功能：经常运动能增强心肌泵血能力，提高肺活量和气体代谢。

5. 减少肥胖：运动能加速新陈代谢，消耗体内多余的热量和脂肪。

6. 增加灵活性：运动可伸展肌肉、活动关节、增加躯体和关节运动的灵活性。

7. 增加体力：经常运动能增强综合体能和工作持久力，使人精力充沛，富有活力。

8. 强健骨骼：经常运动特别是负重运动，能强健骨骼，防止随着年龄增加，钙质丢失。

9. 减少发病风险：经常运动能预防多种严重疾病的发生，如高血压、脑中风、心肌梗死和某些恶性肿瘤。

10. 延缓衰老：经常运动能延缓衰老进程，保持身体健康和旺盛活力。

问 7.2.2　怎样运动才能健康长寿？

　　成功，始于思想，取决于行动。健康与长寿，对于每一个人都是均等的，问题在于当事者怎样行事。"生命在于运动"，"生命在于科学运动"。关键要强调科学抗衰老，讲究健康生活方式，几十年如一日。

第 3 章　运动功能训练项目

问 7.3.1　怎样选择运动项目？

选择运动项目，除了根据自身体力条件之外，还要能体验运动"健身的快乐"，按兴趣选择运动项目，这一点很重要。只有体验健身快乐，产生运动兴趣，才能天天坚持、长年坚持。运动项目按运动强度划分，可分为轻度运动量项目、中度运动量项目、大运动量项目三种。

问 7.3.2　轻度运动量有哪些项目？

下列运动项目，身体耗氧量不超过休息时的 3 倍，适用于病后恢复初始运动，或老年人运动训练，对健康颇有益处。

1. 步行。
2. 骑固定脚踏车（低阻力，低、中速）。
3. 游泳（缓慢踩水）。
4. 坐着钓鱼。
5. 机动小船。
6. 家务劳动（扫地或清洁地毯）。
7. 家庭修补（木工、油漆）。

问 7.3.3 中度运动量有哪些项目？

运动项目，身体耗氧量不超过休息时 3~6 倍，适用于中青年人运动训练，每天最好在 30 分钟以上，有健身、延年益寿的作用。

1. 快步走（时速 4.8~5.6 公里）。
2. 骑脚踏车游玩或以车代步（时速 16 公里）。
3. 游泳，中度用力。
4. 健美操。
5. 乒乓球、羽毛球、网球。
6. 划船，轻松用力（时速 3.2~6.3 公里）。
7. 家务劳动（大扫除）。

问 7.3.4 大运动量有哪些运动项目？

下列运动项目，身体耗氧量超过休息时的 6 倍。只适合青壮年人运动，不适合老年人。一项研究证明，大运动量能明显降低死亡率。

1. 快步上山，或负重快步走，时速 6~8 公里，每天 45 分钟，每周 5 次。
2. 快速骑车或赛车，时速 16 公里以上，每天 1 小时，每周 4 次。
3. 划船，时速 6.4 公里。
4. 游泳，快速踩水或击水，每周 3 小时。

总之，健身运动，贵在立志。对老年人来说，虽说"朝阳"可贵，但"夕阳"如善于健身运动，掌握科学的方法，同样能"烧红晚霞一片，点亮满天繁星"。

第 4 章　有氧运动功能训练

问 7.4.1　什么是有氧运动与无氧运动？

什么是有氧运动？有氧运动和无氧运动的区分主要取决于，在运动强度相对较小时，氧的供给相对充分，人体能源物质氧化获得能量，此称有氧运动；当运动强度相对较大时，氧的供给相对不足，人体可利用的糖原酵解，生成乳酸获得能量，此称无氧运动。

问 7.4.2　有氧运动功能训练有哪些优点？

有氧运动训练优点在于：

1. 训练方法简便、易行，对运动形式和技巧要求不高。如步行、慢跑、跳绳、游泳、原地跑等。

2. 可以根据自身状况，最好在医生指导下，进行"自监自控"训练，方为安全、有效。

3. 有氧运动的优点是强度低、有节奏、可连续、持续时间较长。特别是对于年龄较大者、脑力劳动者来说，就更为适宜。

4. 有人对两组中年人进行心电图检查对照观察：步行上班组（走路 20 分以上）心电图"缺血性异常"发生率，为坐车上班组的 1/3。其原因在于，步行对内脏有间接按摩作用。步行时，为适应运动需要，心肌加强收缩，血输出量增加，血流加快，对心脏起到间接按摩的作用，能防治老年人心功能减弱。

第5章　健身步行与慢跑运动训练

问 7.5.1　何谓健身步行？

健身步行讲究步行速度、时间，决定运动量大小，一般快慢交替。其方式方法，因人而异，是中老年人常采用的慢跑运动方法。

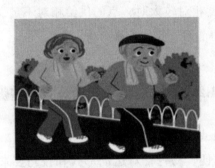

图 7-5-1　健身步行运动

问 7.5.2　健身步行运动功能训练有哪些基本要求？

健身步行运动功能训练一般要求如下：

目的：健身步行，调节心情，防病治病，延缓衰老。

时间：清晨、饭后或睡前半小时，一般时间 20~60 分钟。

地点：公园、河边、湖边、江边、海岸、林荫道等环境幽静，空气清新处。

方法：因人而异。但中老年人常采用健身步行、慢跑运动的方法。

问 7.5.3 健身步行运动功能训练有哪些种类？

1. 消闲步行：慢速步行，闲情逸致，心旷神怡，闲庭信步，可放松躯体，呼吸新鲜空气，观赏花木风景。时间 30~60 分钟，可达到健身强体、延缓衰老的功效。

2. 健身步行：步行速度和时间，决定运动量大小，一般快慢交替。其方法是：全身放松，挺胸抬头，目视前方，两臂自然摆动，步伐稳健，身体重心放在足掌前部，呼吸自然或配合迈步节奏。一些科学研究认为，一般日行不少于 60 分钟或日行万步。

3. 竞技步行：按运动竞赛规则进行。

问 7.5.4 怎样进行健身步行运动功能训练？

1. 步行要领

（1）步行前，首先全身应自然放松，调匀呼吸，然后再从容步行。

（2）步行时，步履轻松，从容和缓，犹如闲庭信步，百事不思。这样悠闲愉悦的心情，不仅能提高步行兴趣，而且有利于提高步行效果。

（3）步行要注意量力而行，循序渐进，不可造成疲劳，否则"事与愿违"，或"事倍功半"。

2. 步行速度

（1）快步：每分钟 120 步左右。快步行走，能兴奋大脑，振奋精神，使下肢矫健有力。但快步并不等于疾走，只是比缓步步履稍快一些。轻快步行 20 分钟，就可将脉搏速率提高 70%，效果正好与慢跑相同。

（2）慢步：每分钟 70 步左右。可使人稳定情绪，消除疲劳，有"健脾胃，助消化"的作用。这种步行适于年老体弱者。

（3）消闲步行：是一种走走停停、快慢相间的步行。因其随意自由，故又称"逍遥步行"。对于久病康复患者、年老体弱者，均为适宜。

3. 步行时间

（1）清晨步行：早晨起床，户外空气清新，在庭院中步行，或在环境宁静、林荫大道之处步行。时间从 20 分钟开始，逐日增加到 1 小时。

（2）饭后步行：饭后约半小时，缓步行走有助于食物消化。人们常说："饭后百步走，能活九十九。"此说明饭后步行，有"健脾胃，助消化"功效，有助于延缓衰老，健康长寿。时间为 20~30 分钟，也可达 1 小时。

（3）睡前半小时，步行 20~30 分钟，有助于改善睡眠，提高睡眠质量。

问 7.5.5　慢跑运动功能训练有哪些基本要求？

慢跑又称"有氧代谢运动之王"，是风行全球之健身运动。有人提出：抗衰老健身方法首推慢跑。慢跑运动功能训练有哪些好处呢？其一，适于中老年人健身和慢性病患者训练，随意自如，运动强度略大于步行；其二，慢跑运动安全、省时、运动量易于控制，健身效果亦较好。

慢跑运动功能训练基本要求如下：

目的：调节心情，强身健体，防病治病，延缓衰老。

时间：清晨、饭后或睡前半小时，一般时间为 20~60 分钟。

地点：公园、河边、湖边、江边、海岸、林荫道等环境幽静，空气清新处。

要领：身体正直，双目平视，上臂曲肘，双手半握拳，下肢后蹬前摆，以后蹬力推动身体向前迈进，自然、协调、放松。

问 7.5.6　怎样进行慢跑运动功能训练？

1. 走跑交替法：适于体弱者，先走后跑，走 1 分钟，跑 1 分钟，交替进行。每隔 1~2 周增加运动量。慢跑时用鼻呼吸，或用鼻吸气，用口呼气。要注意掌握呼吸节律，一般采用 2：2 呼吸节律，即"二步一吸"，"二步一呼"方法，或 3：3，或 4：4 呼吸节律。这样跑起来会感到轻松自如。

2. 间歇健身跑：慢跑和行走交替，跑 30 秒，行走 30~60 秒，逐渐增加跑步的时间，以提高心脏负荷。如此反复进行 10~20 次，时间 12~30 分钟，每日或隔日训练一次，第二周以后，可根据体力增加运动量。

3．原地健身跑：适于身体健康状况较差或因气候突变不适于进行室外训练者。方法是：先做好放松准备，原地跑要求抬高腿，足尖轻轻落地，利用反弹力量，动作要有节奏，两臂屈肘，前后自然摆动，抬头、挺胸、收腹。一般采用3∶3呼吸节律，即"二步一吸""三步一呼"方法，即吸—吸—吸，呼—呼—呼。或采取4∶4呼吸节律。鼻吸口呼，吸气要匀称，呼气要充分。其速度初学者宜慢，一分钟140~180步，每次跑5~15分钟。

4．短程健身跑：适于身体健康状况较好或有训练基础者。从50米开始，渐增至100米、150米、200米、400米。一般速度为30~40秒跑100米，每3~7天增量一次。当距离达1000米时，不要再随便增量，可加快跑速，以增加运动强度。

第6章 中年人运动功能训练

人到中年，正是一生中鼎盛时期，无论是事业或身体，均被称为"风华正茂"或"年富力强"的最佳阶段。中年人，尤需注意健康投资，讲究健康的生活方式，预防"早衰"和"英年早逝"。虽说运动要花费一些时间，却能换来高效率工作，终身受益于强壮体魄。

问 7.6.1 中年人运动功能训练目的何在？

运动目的是根据训练者性别、年龄、职业、身体健康状况之不同，运动目的有运动健身、运动防病、运动减肥、运动健美、运动抗衰老、运动消遣娱乐及提高运动成绩等。

问 7.6.2 中年人运动处方包含哪些内容？

中年人运动处方包括：运动目的、运动种类、运动强度、运动时间、运动频度、注意事项等 6 项。

问 7.6.3 中年人运动功能训练有哪些种类？

运动训练有氧运动、无氧运动、混合运动，见表 7.6.1。

表 7.6.1　运动训练项目示例

有氧运动	无氧运动	混合运动
步行	短距离全力跑	足球
慢跑	举重	橄榄球
自行车	拔河	手球
网球	跳跃项目	蓝球
排球	投掷	冰球
高尔夫球	肌力训练	间隙训练
远足	潜泳	

问 7.6.4　中年人怎样选择运动功能训练项目？

训练项目选择，要根据自身健康状况、兴趣爱好、训练目的等，将训练项目分为首选与次选两种。首选训练项目有：步行、慢跑、远足、太极拳、迪斯科等；次选训练项目有：游泳、滑冰、登山、球类、自行车等。

问 7.6.5　中年人怎样计算运动强度？

按运动科学要求，中年人运动强度应达到最大心率 70%~85%，或最大摄氧量 50%~70%，目标靶心率范围。可参照下列要求：

年龄 30~39 岁，运动心率 140~165 次 / 分；

年龄 40~49 岁，运动心率 123~146 次 / 分；

年龄 50~59 岁，运动心率 118~139 次 / 分；

健康人年龄 30~60 岁，运动心率最低应达到 130 次 / 分，但不要超过 160 次。

问 7.6.6　中年人运动时间怎样计算？

中年人每周运动，应不少于 3~5 次。每次运动 30~60 分钟，如晨练 30 分钟，先做暖身运动或广播操 5~10 分钟，再慢跑 10~20 分钟，最后做太极拳或肌力训练 15~30 分钟结束。

问 7.6.7　中年人运动训练应注意什么？

中年人运动训练，要注意循序渐进，长年坚持，运动量适可而止。每周运动量、运动时间和距离，增加幅度不超过 10%，每次运动量、运动时间和距离，增加幅度也不要超过 10%。

第 7 章 老年人运动功能训练

随着年龄增长，特别是老年人，不愿运动或运动不足，是较为普遍现象。因此，老年人尤其应当注意运动训练，选择适合的运动项目，讲究有效的训练方法，做到长年坚持，持之以恒。

问 7.7.1 老年人怎样做功能运动训练?

1. 运动阈值评估法：运动对身体功能的刺激，如达不到某种水平，常认为是无效的运动。这个运动水平，称为运动阈值。心率是表示运动阈值的一个指标。计算公式为：

（最高心率－安静心率）× 40% ＋安静心率

根据上述公式推算，年龄 60~69 岁，心率为 98 次 / 分；70~99 岁，心率为 95 次 / 分，为运动阈值心率。通常老年人需要以心率强度 100~120 次 / 分，持续步行 30~60 分钟，方能达到运动效果。

2. 万步记数表计量法：欲了解日常活动量，可利用"万步记数表"。早晨起床，带上"万步记数表"，晚上就寝时，把它摘下来，记录一天活动的总步数，并养成一种生活习惯。根据统计资料，经过 40 周（280 天），对身体活动量进行如下分析：

Ⅰ级活动量：4000 步以下；

Ⅱ级活动量：4001~7000 步；

Ⅲ级活动量：7001~10000 步；

Ⅳ级活动量：10001~13000 步；

Ⅴ级活动量：13000 步以上。

统计资料显示，以上者，占全体 43%。仅做家务活动，一天至少要走 5000~6000 步。一般地讲，每天有 6000~10000 步的活动量，比较适宜。

问 7.7.2　怎样测算运动功能训练的强度？

用心率确定运动功能训练强度，常用方法有：

1. 年龄换算法：运动适宜心率＝ 180（或 170）– 年龄

2. 净增心率计算，以体质强弱划分：

强体质：运动后心率 – 安静时心率 ≤ 60 次 / 分

中体质：运动后心率 – 安静时心率 ≤ 40 次 / 分

弱体质：运动后心率 – 安静时心率 ≤ 20 次 / 分

3. 靶心率（target heart rate：THR）或称宜心率

THR 指获得最佳效果，并能确保安全的运动心率。一般人为：

最大心率＝ 220– 年龄

运动最佳心率范围如下：

男 31~40 岁（女 26~35 岁）：140~150 次 / 分

男 41~50 岁（女 36~45 岁）：130~140 次 / 分

男 51~60 岁（女 46~55 岁）：120~130 次 / 分

男 60 岁以上（女 55 岁以上）：100~120 次 / 分

问 7.7.3　运动功能训练时间多少为宜？

以健身为目的的运动，宜强度小而时间长的效果好。

青少年以短时间剧烈运动，反复多次，对增进健康有很好的效果。

据研究报告，有氧运动每次进行 20~60 分钟耐力性运动比较适宜。

问 7.7.4　怎样掌握运动功能训练的频度？

每周运动训练几次好？回答是 3 次为好。一周运动训练 3 次，即隔日一次，不仅效果可以充分蓄积，而且也不易发生疲劳。如果每周运动训练 4 或 5 次，运动效果也相对提高。

问 7.7.5　运动功能训练有哪些注意事项？

1．不要去做运动禁忌项目，或某些风险动作。

2．每次运动前后，要做好活动准备和整理活动。

3．运动一讲安全，二讲有效，两者缺一不可。那么，怎样把两者统一起来？

（1）运动训练要符合生理原则，动静结合，劳逸适度；

（2）合理饮食，注意运动营养；

（3）选择适宜的运动项目，进行有氧运动；

（4）循序渐进，常年坚持，持之以恒。

4．运动中出现不良反应，应视为停止运动标准。

5．健康与长寿，对每个人可能都是均等的，问题的关键在于当事者怎样行事。

第8章 运动功能训练适宜与不适宜人群

问7.8.1 运动功能训练适宜哪些人群？

1. 适宜强身健体、延缓衰老的人。

2. 适宜体质虚弱者，运动缺乏症或患有慢性支气管炎、支气管哮喘、肺气肿、慢性阻塞性肺疾患者。

问7.8.2 运动功能训练不适宜哪些人群？

发烧、活动性肺结核、恶液质、肿瘤转移、出血疾病，或伴有消化性溃疡隐性出血等症。

第八篇
免疫功能训练

第1章　免疫基础知识

问 8.1.1　什么是免疫？

"免疫是指人体防御疾病的一种能力"，这是人们最初对免疫的认识。近年来人们认为，人体对病原体的免疫能力，是由于人体不仅具有识别"自己"，而且还有识别"非己"的功能。因此，免疫的确切定义：是指人体"识别自身，排斥异己"的能力。

问 8.1.2　什么是免疫系统？

人体免疫系统，像人体其他器官、系统一样，是一个独立完善的体系。从宏观角度讲，免疫系统有中央免疫器官：骨髓和胸腺；也有周围免疫器官：淋巴结、扁桃体、肝、脾和肠道淋巴组织。从微观角度看，免疫细胞有 T 淋巴细胞、B 淋巴细胞、巨噬细胞、中性粒细胞和自然杀伤细胞等。

问 8.1.3　免疫有哪些种类？

对健康人来说，人体免疫系统就好像一个国家的国防军，一旦病原微生物入侵，免疫系统就动员起来，抵御外界入侵之敌。病原微生物侵入人体，首先要通过一道道保护屏障。在人体表层屏障里，含有多种生物活性酶和黏液物质，能直接黏附和抵御微生物入侵；病原微生物一旦突破保护屏障，又将遇到先天免疫和获得免疫两层防御体系，展开顽强抵抗和殊死搏斗。人体免疫系统战胜病原微生物，就可免患疾病或恢复健康；反之，人体不仅发生疾病，乃至死亡。

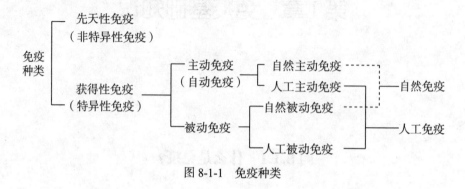

图 8-1-1　免疫种类

问 8.1.4　什么是先天免疫和获得免疫?

1. 前面我们讲免疫系统的功能，可以概括成一句话："识别自身，排除异己。"

先天免疫是人类生来就有的，又称非特异性免疫。它在免疫调节中起着关键作用，是人体防御系统的主力军，是防御体系的第一道防线。例如完整的皮肤和黏膜，是防御病原体入侵的良好屏障；黏液、唾液、汗液内含的溶菌酶，是一种杀死细菌的有效武器。如果它的结构或功能缺陷，就必然导致疾病发生。先天免疫中绝大多数的效应细胞，都具有识别受体结构，识别病原微生物，迅速动员先天免疫系统起来应战，并派出吞噬细胞、自然杀伤细胞和一些"分子成分"积极参战，围剿入侵的病原微生物。

2. 获得性免疫又称特异性免疫，是人体防御系统中另一个方面军。它由特异性淋巴细胞去识别、分辨。确认是外来入侵之敌后，便动员淋巴细胞，采取增生和分化瓦解的方式来抵御入侵的病原微生物。

先天免疫对获得免疫起着调控作用。

免疫系统不仅与神经内分泌系统有关，而且与血液、消化、呼吸、泌尿和生殖系统，均有密切联系，形成复杂的免疫网络系统。

免疫知识结构图

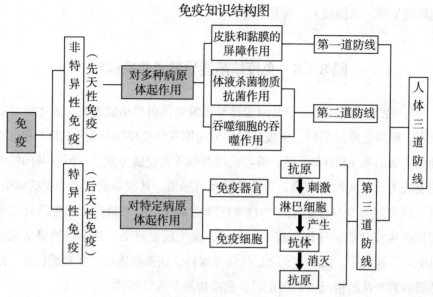

图 8-1-2　人体免疫三道防线

问 8.1.5　什么是细胞免疫和体液免疫？

1．细胞免疫：T 细胞负责细胞免疫。在抗原刺激的作用下，T 细胞变成致敏 T 细胞，它除了直接作用于抗原之外，还能产生多种免疫物质，使淋巴细胞转化为免疫细胞的转移因子，激活巨细胞吞噬功能。

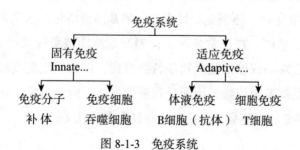

图 8-1-3　免疫系统

2．体液免疫：B 细胞负责体液免疫。B 细胞能分泌一种免疫球蛋白，作为特异性抗体，进入体液，迅速清除细胞外的病原微生物，发挥免疫作用，因此称之为体液免疫。这时的细胞，一方面帮助 B 细胞动员力量，抗击入侵之敌；另一方面，还通过巨噬细胞的功能，来驱赶或清除细胞内的病原微生物，杀伤敌人，保护人体。

问 8.1.6　免疫缺陷能导致哪些疾病?

1. 免疫缺陷病：由于基因变异导致编码蛋白质功能丧失，发生免疫缺陷者，称为免疫缺陷病。免疫缺陷病分为原发性免疫缺陷病（PID）和继发性免疫缺陷病（SID）两种。前者病因及临床表现极为复杂，但其共同特点则表现为反复或慢性感染，主要是呼吸道感染，其次是消化道和皮肤感染，也可以发展为全身性感染，如败血症和脓毒症；后者是由于出生后环境因素损伤免疫功能，导致免疫功能低下，发生反复感染。儿童时期最常见的SID 是营养紊乱，如维生素 A、微量元素锌、铁亚临床缺乏症和肥胖症。这些营养素紊乱的情况得到纠正后，免疫功能即恢复正常。

2. 感染性疾病：感染的过程是病原微生物侵入人体，激发人体免疫反应，并将病原微生物消灭的过程。因此，可以认为，感染性疾病实际上是免疫反应的临床表现，任何感染均可导致暂时性免疫功能低下。免疫缺陷时，易于造成感染，而且感染特别严重。

3. 过敏性疾病：过敏性疾病如哮喘、过敏性鼻炎、接触性皮炎和异位性皮炎等，为预防形成过敏性体质，在一定阶段内，应尽可能减少与致敏原物质——花粉、尘螨、动物皮毛等接触和被动吸烟。

4. 基因癌变：人体细胞基因突变，使基因被活化，这是发生肿瘤细胞分子遗传学的基础。在正常情况下，癌变细胞能被免疫系统识别和清除，但在免疫功能缺陷或癌细胞生物学特性改变，以致发生免疫耐受时，癌细胞就不能被免疫系统清除，因而导致癌症发生。由此可见，研究改变或增强人体免疫功能，对癌症的预防和治疗具有实际意义。

第 2 章　免疫功能评估

问 8.2.1　什么是免疫功能评估？

免疫功能评估（试验室生化检查）一般包括体液免疫、细胞免疫和补体免疫三大范畴。即体液免疫学检查、细胞免疫学检查、免疫血清学检查、病毒免疫学检查和自身抗体检查等。

问 8.2.2　免疫生化评估有哪些主要项目、参考值、临床意义？

免疫生化检查评估，包含生化免疫 12 项主要指标。

1. C- 反应蛋白测定：（CRP）

【参考值】68~8200μg/L（0~0.8ng/dl）

【临床意义】C- 反应蛋白增高：常见于一些感染性疾病、菌血症、恶性肿瘤、活动性结核病、急性风湿、类风湿、系统性红斑狼疮等。

2. 免疫球蛋白 G 测定（IgG）：

【参考值】6.0~16.0g/L（600~1600mg/dl）

【临床意义】

IgG　增高：常见于 IgG 型多发性骨髓瘤、类风湿性关节炎、系统性红斑狼疮、慢性肝炎活动期及某些感染性疾病。

IgG　降低：常见于肾病综合征、自身免疫性疾病、原发性无丙种球蛋白血症、继发性免疫缺陷及某些肿瘤（淋巴肉瘤、何杰金氏病）。

3. 免疫球蛋白 A 测定：（IgA）

【参考值】700~3900mg/L（70~390mg/dl）

【临床意义】

IgA 增高：常见于 IgA 型多发性骨髓瘤、类风湿性关节炎、系统性红斑狼疮、肝硬化、湿疹、血小板减少症及某些感染性疾病。

IgA 降低：常见于自身免疫病、输血反应、原发性无丙种球蛋白血症、继发性免疫缺陷及吸收不良综合征。

4. 免疫球蛋白 M 测定（IgM）

【参考值】400~3450mg/L（40~345mg/dl）

【临床意义】

IgM 增高：常见于类风湿性关节炎、系统性红斑狼疮、肝病及某些感染性疾病。M 蛋白血症：主要见于浆细胞恶性病变，包括多发性骨髓瘤、巨球蛋白血症。

IgM 降低：常见于原发性无丙种球蛋白血症、继发性免疫缺陷。

5. 血清总补体活性测定（CH50）

【参考值】70~160U/ml

【临床意义】

CH50 增高：见于皮肌炎、心肌梗死、伤寒、多发性骨髓瘤时。

CH50 降低：常见于急性肾小球肾炎、系统性红斑狼疮活动期、类风湿性关节炎、慢性肝病、亚急性细菌性心内膜炎。

6. 血清补体 Iq（CIq）

【参考值】0.18~0.19g/L（18~19mg/dl）

【临床意义】

CIq 增高：见于骨髓炎、类风湿性关节炎、红斑狼疮、血管炎、硬皮病、痛风、过敏性紫癜活动期、肿瘤。

CIq 降低：常见于先天性 CIq 缺陷病、混合性结缔组织病。

7. 血清补体 C3 测定（C3）

【参考值】0.85~1.93g/L（85~193mg/dl）

【临床意义】

C3 增高：见于急性炎症、传染病早期、肝癌、组织损伤。

C3 降低：肾小球肾炎、活动性红斑狼疮、溶血性贫血、肝脏疾病、类风湿性关节炎等。

8. 血清补体 C4 测定（C4）

【参考值】0.12~0.36g/L（12~36mg/dl）

【临床意义】

C4 增高：见于风湿热急性期、结节性动脉周围炎、皮肌炎、心肌梗塞、肝癌、关节炎。

C4 降低：在系统性红斑狼疮、慢性活动性肝炎、IgA 肾病、胰腺癌晚期等疾病时，补体 C4 降低。

C3 与 C4 水平同时升高，加之 C- 反应蛋白（CRP）升高，可见于急性炎症性疾病。

9. 肿瘤免疫测定

肿瘤免疫测定有：血清癌胚抗原测定（CEA）、血清甲胎蛋白测定（AFP）、前列腺特异性抗原测定（PSA）、糖类抗原 19-9 测定（CA19-9）、糖类抗原 50 测定（CA50）、糖类抗原 72 测定（CA72）、鳞癌相关抗原测定（SCC）、糖类抗原 125 测定（CA125）、糖类抗原 15-3 测定（CA15-3）、组织多肽特异性抗原测定（TPS）、细胞角质素片断 19 测定（Cyfra21-1）、神经元特异烯醇化酶测定（NSE）、肿瘤基因 P53 自身抗体测定（P53-Ab）。

10. 血清癌胚抗原测定（CEA）

【参考值】< 5μg/L 或 < 5ng/ml

【临床意义】

CEA 常用于筛选肿瘤的实验。

CEA 增高：常见于结肠癌、胃癌、肺癌、胆管癌等，显著性增高。

肝癌、肾癌、乳腺癌、卵巢癌、胰腺癌也可引起此增高。

肺癌胸水中的 CEA 往往高于血清。

硬化性胆管炎时亦可见 CEA 增高。

吸烟者血清中的 CEA 略高于健康人。

CEA > $10\mu g/L$ 提示有恶性肿瘤的可能，应做进一步检查。

CEA > $20\mu g/L$，已确诊恶性肿瘤的患者，提示复发可能性极大。

11. 血清甲胎蛋白测定（AFP）

【参考值】< $25\mu g/L$ 或< 25ng/ml

【临床意义】原发性肝癌有 80% 的病人血清中 AFP 升高，常以大于 $400\mu g/L$ 作为肝癌诊断的临界值。其他消化道肿瘤，如胃癌、胰腺癌、结肠癌、胆管细胞癌等，也可引起 AFP 升高，但肝转移癌时却极少增高。妊娠妇女 12~14 周时，血中 AFP 开始上升，32~34 周达高峰，一般为 380~500$\mu g/L$，以后下降。羊水中 AFP 在 13~16 周时为 $2\times104\mu g/L$，40 周时下降到 20~30$\mu g/L$。异常妊娠，如胎儿有脊柱裂、无脑儿、脑积水、十二指肠和食道闭锁、肾变性、胎儿宫内窒息、先兆流产和双胎等，均会引起母体血中和羊水中 AFP 升高。

12. 前列腺特异性抗原测定（PSA）

【参考值】< $10\mu g/L$ 或< 10ng/ml

【临床意义】PSA 是前列腺癌的诊断和前列腺良性肿瘤鉴别诊断的重要检查项目。在前列腺癌的早期，可见 PSA 轻度增高（2.7~10ng/ml 之间），晚期 PSA 则明显升高；术后急剧下降。前列腺炎等良性疾患 PSA 可有轻度升高。

问 8.2.3　除了上述生化检查评估，还有哪些评估方法？

现代医学，一日千里，发展迅速，除了上述生化检查评估以外，还有如下方法可供参照对比：

1. 免疫功能低下成因采集与分析。

2. 细胞成像检测分析。

3. TTM 检测分析。

4. 量子共振检测分析。

5. 微循环检测分析。

第 3 章　免疫功能训练方法

问 8.3.1　免疫功能训练目的是什么？

1. 通过免疫功能训练，强化良性应激反应，提高人体对环境的适应能力，最终达到增强人体免疫功能，促进人体组织再生与"自愈能力"的目的。
2. 消除恐惧心理，减少紧张状态，抑制愤怒情绪，有助于达到"宁静以致远"，身心和谐统一的目的。

问 8.3.2　免疫功能训练有哪些要点？

1. 调整心态，笑口常开，树立乐观主义精神，强化对免疫功能训练的信心。
2. 精神集中，排除杂念，一丝不苟，认真做好每一次训练。
3. 贵在坚持，天天训练，月月训练，长年训练，持之以恒。

问 8.3.3　怎样做肌肉放松训练？

肌肉放松训练，又称渐进性肌肉放松训练，是免疫功能训练的基本方法，可以较容易获得身心放松、调节或增强免疫功能。

程序 1：训练卧姿。仰卧在床上，全身放松，手臂置于躯干两旁，两腿伸直，足部外翻，双眼轻闭，眉头舒展。

程序 2：呼吸练习。精神集中，排除杂念，轻轻地，缓慢、均匀地呼吸；想象空气怎样慢慢进入肺内，随之将空气呼出体外。

程序3：重力练习。想象自己四肢变得很沉重，而且越来越沉重。

首先想象上肢。依次：右侧上臂，右侧前臂，右手；左侧上臂，左侧前臂，左手。

再想象下肢。依次：右侧臀部，右侧大腿，右小腿，右足；左侧臀部，左侧大腿，左小腿，左足。

程序4：温暖练习。想象有一股温暖血流，从心脏涌入全身。这股温暖血流依次从右侧上臂，右侧前臂，右手；左侧上臂，左侧前臂，左手；再想象从手臂进入胸腔。

再想象下肢依次从右侧臀部，右侧大腿，右小腿，右足；左侧臀部，左侧大腿，左小腿，左足；再想象从腿部进入腹腔。然后再想象这股暖流布满全身，体验全身有一种非常愉悦、温暖的感觉。你会不由自主地说："我心里感到非常温暖。"

程序5：丰富想象：精神集中，想象积极、愉悦的事情。"今天对我来说是一个好日子""一切都将顺心如意""一切都会水落石出"……

程序6：慢慢苏醒：训练结束时，也像开始时一样，态度认真，一丝不苟：我现在正慢慢苏醒，沉重感正在消失；我现在又变得全身轻松，手臂和双腿开始活动；最后，双脚绷紧脚尖，十指交叉，同时从上朝下伸展躯体，从指尖到足趾，都尽力拉伸；然后，睁开双眼，此时感到比训练前全身轻松，头脑清醒，心境平和，工作能力也大为提高。

问 8.3.4　怎样利用自然因子训练人体免疫功能？

利用自然因子训练人体免疫功能的方法，包括空气浴、日光浴、海水浴、沙滩浴、森林浴、洞穴浴、高山气候等，目的在于强化人体对周围环境产生良性应激反应，提高人体对环境的适应能力，最终达到增强人体免疫功能，促进人体组织再生与"自愈能力"的目的。

问 8.3.5　怎样做冷热水交替浴?

1. 冷热水交替浴是一种刺激作用较强的训练方法。冷热水交替浴可以是淋浴，也可以是盆浴。淋浴是喷浴的一种变形，是用两个不同温度交替喷射的疗法。施术者用操纵台两支水枪，一个调制水温 40~45℃，另一个为 20℃或更低。两支水枪的水压相同。患者站在操纵台前 2.5~3m 处，开始先用热水喷射 15~30 秒，然后用凉水喷射 10~20 秒。如此重复 3~4 次，最后用热水结束治疗。治疗完毕，皮肤应有明显的充血反应。时间为 3~5 分钟，隔日治疗 1 次，12~15 次为 1 个疗程。

2. 这种淋浴刺激作用强烈，适用于肥胖病、肌肉萎缩或不全麻痹、慢性多发性神经根炎等。但是有心脏机能不全、动脉硬化、动脉瘤、高血压病的患者禁忌。

问 8.3.6　唱歌对人体健康有哪些好处?

1. 唱歌能缓解心理压力

唱歌对人的心理健康有益，人们用直觉就能感受到：它可以释放悲伤，让人情绪变好。不过，越来越多的科学研究表明，唱歌不仅对人的精神健康有益，对身体健康同样是有好处的：它能增强人体的免疫系统；能让老年人减少吃药和看病的次数；唱歌中使用的横膈膜呼吸法，还能起到缓解压力的作用。

图 8-3-1　唱歌对健康好处多

2. 唱歌能增强心呼吸功能

心呼吸功能降低是人体老化的重要标志之一。平常呼吸量为500毫升，但唱歌时可升至数千毫升，提高呼气、吸气的频率，加强了胸肌的扩张速度。唱歌时的"丹田发声"与气功训练有着异曲同工之妙。唱几首歌曲下来，就像练了气功一般。

3. 唱歌能加速新陈代谢

唱歌时，吸取了大量的新鲜空气，很快又排尽肺脏内的浊气，起到强健心肺的作用，又能使血液摄氧量大大增加。唱歌时由于胸腹部肌肉松弛和收缩运动，可以起到按摩胸腹部肌肉的作用，加强肠胃的蠕动，提高食欲和消化吸收。

4. 怎样用唱歌增强免疫功能？

（1）要注意量力而行；（2）要掌握适度，不要太累，时间不要太长，所选歌曲音调不要太高；（3）唱歌时注意选择场地，不要在人多、空气浑浊的室内唱歌。唱歌时最好选择空气新鲜的场所，有条件时最好去郊外、海滨、森林引吭歌唱。

注：增强免疫力的十二种方法

科学家们经过长期研究，提出增强免疫力的十二种方法。

1. 每天摄取200毫克维生素C：维生素C虽然存在于许多蔬菜、水果中，但由于维生素C不耐热，在烹调中会丧失许多，所以每天额外补充一些维生素C是必要的。

2. 每天摄取200国际单位的维生素E：维生素E可以抗衰老，增强人体中的抗氧化剂，加强对病毒的抵抗能力。

3. 吃些人参：医学专家建议每天吃两粒200mg含有4%人参皂甙的胶囊。

4. 每天饮酒不要超过1杯：过量的饮酒会给血液和心脏等器官造成很大负担和破坏。

5. 不要滥用抗生素：抗生素对病毒并没有特别的疗效，只有确诊疾病是由细菌感染所致时服用抗生素才有效。滥用抗生素不仅没用，还会破坏自身的免疫系统。

6. 多喝鸡汤：鸡汤在全世界都被认为是治疗和预防感冒的最佳补品。

7. 注射疫苗可以预防 70% 的流感病毒：在感冒流行的高峰期注射疫苗不失为一个选择。

8. 拥有良好的人际关系：专家研究证明，良好的人际关系有助于对抗压力，减少压力荷尔蒙，增强免疫细胞的功能。

9. 让自己具备一些幽默细胞：俗话说笑一笑，十年少，开怀大笑能够刺激免疫功能，使免疫细胞变得更加活跃。

10. 每天花 5 分钟做个白日梦：医学专家指出，经常做白日梦的人，压力减轻，免疫系统的损耗也随之降低。

11. 相信自己永远是最好的：乐观的态度可以维持人体处于一个最佳的状态，尤其是在如今这个竞争激烈的社会中。

12. 多参加休闲娱乐活动：研究证明，经常外出与朋友一起参加休闲娱乐活动的人，心情愉快和开朗，通常都长寿。

问 8.3.7　唱歌能延缓人体衰老吗？

经常唱歌的人讲究发声和共鸣，这就加强了脸部的训练，尤其是口部肌肉的训练。而且经常唱歌的人大多数都会有一个很好的心情。老年人的健康包括要有一个完好的心理状态。由于种种原因，会使老年人的心理情绪恶化。所以要善于调节心理，在心情不佳时，可通过变更不利环境、通过适度的唱歌宣泄等方式，改善心理状况。我们常常可以看到，当一个人在演唱一首迷人动听的歌曲时，他会在不知不觉中步入自我陶醉的境界，对老年人来说，无形中便摆脱了孤独、失落感，从而解除烦恼。

问 8.3.8　唱歌能防治老年痴呆吗？

1. 由于唱歌时要记住旋律和歌词，尤其是当学唱一首新歌时，脑血管处于舒展状态，经常唱歌脑筋就像在做思维体操，可起到健脑、防老年痴呆的良好作用。

2. 唱歌除了让人精神愉快之外，还能增强人体的免疫功能。虽然不能说唱歌能抵御感冒，但在适当的情况下，唱歌确实能够增强一个人的免疫功能。此外，患有肺气肿的病人在接受唱歌训练后，呼吸也有所改善。研究还发现，业余唱歌爱好者的个人仪态仪表也更好。

3. 专家认为，艺术和学习之间是有联系的。音乐使用右脑，而语言则使用左脑，两者之间的神经通路是很强的。所以大多数人几乎唱过的每一首歌，都能记住它的歌词。而对于孩子来说，有机会能接触音乐和唱歌是非常重要的。毕竟对艺术的学习能够训练人的神经通路，这些神经通路对学习其他领域的知识具有非常重要的意义。

第 4 章　免疫功能训练注意事项

问 8.4.1　免疫功能训练应注意什么问题？

1. 合理摄入营养。在膳食中应该按照"食物金字塔"的原则，以及能量需求，进食多样化等平衡膳食。同时注意训练项目的特殊需求。

2. 避免过度训练和慢性疲劳。生活要有规律，保证睡眠充足（睡眠是最好的恢复措施之一）。破坏生活规律本身就可导致免疫机能下降。

3. 降体重的速度不宜过快。对于一些级别的项目，需要在赛前降低体重时，一定要注意降低的速率。降体重过快，极有可能会导致免疫功能发生负性变化。

4. 尽量减少感染机会。重大比赛之前，尽可能避免与病人接触（尽量不去医院或家中看望病人），尽可能不到人多之处，减少感染机会。运动员到异地参加比赛，尤其是冬季比赛时，有条件的建议接种流感疫苗。

5. 患病期间注意减量，甚至停止训练。

问 8.4.2　如果发生感冒是否应停止训练？

轻微感冒，感冒期间还可进行轻度训练，待症状基本消失后，再进行中度训练比较安全。若感冒较重，兼有发烧、明显疲乏、肌肉疼痛，以及淋巴结肿大等症状，必须停止训练。

第 5 章　免疫功能训练适宜与不适宜人群

问 8.5.1　免疫功能训练适宜哪些人群?

1. 适宜强身健体、想延缓衰老的人。

2. "六高一低"症、代谢障碍综合征、慢性疲劳综合征,以及易患感冒、体质虚弱者等。

3. 长期卧床的患者,或患有慢性支气管炎、支气管哮喘、肺气肿、慢性阻塞性肺疾患者。

问 8.5.2　免疫功能训练不适宜哪些人群?

高烧、活动性肺结核、某些癌症患者。

第九篇

心理调节与心理治疗

第1章 心理调节

问 9.1.1 什么是心理调节？

1. 心理调节（mental adjustment），又称心理调适，是指用心理技巧来改变个体心理状态的方法。即通过对自身及环境的正确认识和评价，理智接受现实，并且适应现实，消除不良情绪，保持良好心态，达到身心健康的目的。

2. 学会善于掌握自我，善于控制和调节情绪，对适应社会发展、维护身心健康均至关重要。良好的情绪，可以成就事业，成为生活的动力；而恶劣的情绪，则会对身心健康产生破坏性作用和影响。

您今天感觉好吗？

您现在心情舒畅吗？

图 9-1-1 每天都有好心情

3. 善于把不良情绪升华到有利于个人、有利于社会的高度认识，乃是一明智良策。在情绪剧烈波动时，应该保持清醒的头脑，告诫自己严防偏激，严防不良情绪爆发。从生理学角度讲，情绪受大脑皮层调节和控制，人有能力用理智驾驭情绪，并做情绪的主人。

问 9.1.2 自我心理调节有哪些方法？

1. 暗示调节

心理学研究表明：暗示对人们的心理活动和行为，具有显著的影响和作用。自我暗示即是通过"内部语言"（internal languane）来提醒和安慰自己。如提醒自己不要灰心、不要着急等，以此来缓解心理压力，调节不良情绪。暗示是一个正常的心理现象，人群中约有 1/3 的人，有较强的暗示和自我暗示效应，他们容易无条件、非理性地接受一些观念和说法。

2. 放松调节

用放松的方法，可调节因挫折引起的紧张和不安。放松调节，是通过对身体各部肌肉进行放松练习，抑制伴随紧张而产生的血压升高、头痛，以及手脚冒汗等生理反应，从而减轻心理压力和紧张焦虑的情绪。

3. 呼吸调节

呼吸是情绪调节的一种方法，通过深呼吸可解除精神紧张、压抑、焦虑和急躁等。例如：紧张时进行深呼吸，可以减缓紧张和不安。平时休闲可到森林、海滨、河边等大自然中，在空气清新的环境中，做深呼吸训练，使情绪得到良好调节。

4. 想象调节

想象调节，既是指在想象中，又是指在现实生活中，在受到挫折的情况下，使自己感到紧张、焦虑事件预演，学会在想象意境中放松自己。想象的基本做法，首先是学会有效放松，其次把挫折和紧张事件按紧张程度排列，从低级到高级，制成等级表格。然后，由低级向高级进行想象训练，就能达到改善情绪的效果。

第 2 章　心理治疗

问 9.2.1　心理治疗有哪些方法？

心理医生应用心理调节方法，常用的有如下 7 种：

1. 回避法："耳不听，心不烦"，正是说这个道理。比如，家里琐事使您"勃然火起"，或"郁闷不乐"，就到公园散步，或到单位上班；身患绝症者，不妨去医院看望垂危病人；面对一份无望恋情深深困扰，以一种大智大勇来逃避，这都是有效心理自救。再者，最简便易行的办法，就是转移注意力，即在您痛苦时，集中精力去干一件有意义的事情，自然就可回避心理困境。

2. 转视法：相传，有这样一个故事："一位老太太有两个儿子。大儿子卖伞，二儿子晒盐。为了两个儿子，老太太差不多天天愁。愁什么？每逢晴天，老太太念叨：这大晴天，伞可不好卖哟！于是为大儿子犯愁。每逢阴天，老太太嘀咕：这阴天下雨，盐可咋晒？于是为二儿子天天犯愁。老太太愁来愁去，日渐憔悴，终于成疾。两个儿子不知怎样是好。幸一智者献策：'晴天好晒盐，您该为二儿子高兴；阴天好卖伞，您该为大儿子高兴。'这么转变个看法，就不会为儿子发愁喽！"这么一来，老太太果然变苦愁为欢乐，从此心宽体健起来。

3. 自慰法

（1）伊索寓言说："一只狐狸吃不到葡萄，就说葡萄是酸的；只能得到柠檬，就说柠檬是甜的，于是便不感到苦恼。"心理学常以某种"合理化"理由，来解释生活中一些困惑的事实，变恶性刺激为良性刺激，以求心理自我安慰，称为"酸葡萄与甜柠檬"心理。不错，在自慰时所谓理由，不过是"自圆其说"，但确有维护心理平衡，实现心理自救之效果。

（2）生活中常有一些困惑不解的事：①单位里评职称，不能每人一份，为此茶饭不思，实在太不值；这次评不上，还有下次。再说，没有职称，有实实在在的业绩，同样不掉价，何必为个虚名玩儿命？②两百块钱丢了，就当年终奖没发，何况"去财免灾"，全家平安，还不是大福？恋人分手，也好，跟这样无情无义之人真成婚，说不定要倒大霉，早跟她"拜拜"，岂不是免去后患？这不是"精神胜利法"吗？正是。精神胜利法，有何不好？有些事不如意，摆在那里，若能改变，那当然好，应该向好处争取；若成定局，无法挽回，就该承认现实，宽慰自己，这比垂头丧气好！痛不欲生，又有何用？事到头来，受伤害者，还是自己，岂不是冒傻气？

4. 幽默法

（1）据说，大哲学家苏格拉底，有一位脾气特别暴的太太。一天苏格拉底正当与客人谈话，太太突然跑进来大闹，并随手将脸盆中的水，泼在苏格拉底身上。局面何其尴尬？只要是稍有血性的男子汉，都是无法忍受的。苏格拉底却笑了一笑，说："我早知道，打雷之后，一定会有大雨。"一句幽默，逗得他妻子也禁不住笑出声来。

（2）英国首相威尔森，在一次演说进行到一半时，台下有人说："狗屎！垃圾！"这分明是指责他演讲的内容。但威尔森这位干练的政治家，却微笑以对装糊涂："狗屎？垃圾？公共卫生？各位先生，我马上就要谈这个社会问题。"就这样，他不仅没陷入困境，反倒赢得一片喝彩。笑是精神的消毒剂，幽默是走出心理困境的阶梯。

5. 宣泄法

（1）压抑与宣泄，都是心理调节的方法。但由于社会文化的影响，人们对压抑自我情绪，似乎给予更多肯定，而对宣泄自我情绪，则给予过多否定。其实，过于压抑有违心理科学。

（2）心理学认为：当一个人受到挫折后，用意志力量压抑情绪，表现出正常情况下，谈笑自若。这种做法，虽可以减轻焦虑，但这只能缓解表面紧张，却按捺不住内在情绪纷扰，不仅不能解决根本问题，还会陷入更深的心理困境，带来更大的身心危害。例如：① 愤怒时强加抑制，就像一颗定时炸弹，时刻有毁灭自己或他人的风险；② 悲痛时强加抑制，不随泪水宣泄出来，不仅会危害身心健康，甚至会气绝身亡；③ 夏天闷热，唯有一场大雨，才能使空气一新；心理重压，也只有宣泄出来，才能赢得心理平衡与宁静。

（3）宣泄按社会效果说，有合理与不合理之分。善于心理自救者，总是选择合理的方式，宣泄心中痛苦。其方法有二：一是理智性地合理宣泄。例如：①对自己至亲好友，诉说心中委屈和痛苦；②或者自己跟自己倾吐，或诉诸文字。让心中苦水，顺水流泄出来。二是情感性合理宣泄。在适当场合，在森林中，在大海边，哈哈大笑，大哭一场，大叫一番，任怒火喷发宣泄。这也是智者和强者所为，因为这是陷入极度心理困境，即时性最佳的自救策略。

6. 补偿法

（1）一个人在生活中，或者在心理上，难免有这样或那样的不足或缺陷，因而影响去实现既定目标。人们便会采取各种方法，补偿这些不足或缺陷，以减轻或消除心理上的困扰。这在心理学上称为补偿作用。

（2）一种补偿是以另一个目标来代替原来尝试失败之目标。据说：希腊政治家迪赛西斯，因发音不良和轻度口吃，使他不能超常人演讲。后来他下决心练习口才，把小卵石放在嘴里，练习发音、练习讲话，并面对大海高声呼喊。最终，他在语言上的劣势，得到补救和超常，成为一位闻名的大演说家。他内心的紧张焦虑，也自然得到消除和自愈。

（3）面对自身某些弱点或缺憾，无须徒叹奈何，只会品味苦涩，如果能积极应对迎接挑战，另辟蹊径，必能走出心理困境。"失之东隅，收之桑榆"，是对这条自救之路最好的诠释。

7. 升华法

（1）什么是升华？凡是把不符合社会道德规范，或法律本能的冲动、意愿和欲望，转化为符合社会道德规范的要求，来表达心理自卫的方式称为升华。升华能使自己的行为被社会接受，甚至对社会有利，是一种十分合理的心理防卫方法。

（2）文豪歌德年轻时，曾遭受失恋痛苦，几度企图自杀。但他最终没有那么做，而是把破灭的感情，当作创作素材，从爱情灰烬中，得到灵感和启迪，写出震惊世界的名著——《少年维特之烦恼》。歌德的思想感情，通过升华作用，使自己情感得以宣泄，消除内心焦虑和痛苦，化挫折失败为动力，从心理困境中奋起，做生活的强者。

（3）有人遇到挫折时，一味憋气愁闷，或颓唐绝望都无济于事。荒唐者，做出反社会报复行为，那是下下策。何必拿别人的错误惩罚自己？善于心理自救者，却能把这种情绪升华为一种力量，引向对己、对人、对社会都有利的方向，在获得成功满足时，也清除心理压抑和焦虑，达到积极的心理平衡，这是上上策。

问 9.2.2　心理治疗注意事项

心理调节与心理治疗，要学会运用"三把钥匙"：

1. "第一把钥匙"是：善于把不良情绪，升华到利于个人、利于社会，具有一定高度的良性情绪，这是明智的良策。

2. "第二把钥匙"是：一个人在生活中，或者在心理上，难免有这样或那样的不足或缺陷，要力戒因此影响去实现既定目标。

3. "第三把钥匙"是：笑是精神的消毒剂，幽默是走出心理困境的阶梯。

第3章 心理治疗适宜与不适宜人群

问 9.3.1 心理治疗适应人群

1. 由社会心理刺激引起的各种适应性心理障碍者。

2. 心境不悦、自责自卑、悲观失望等人。

3. 遭受突然的生活事件刺激表现出的急性心理障碍者。

4. 年老体弱的癌痛患者，镇痛药物副作用严重的患者，严重的癌性疼痛患者。

5. 常见的有心身疾病如冠心病、原发性高血压、心律紊乱、支气管哮喘、消化性溃疡、溃疡性结肠炎、心因性肥胖症和偏头痛、雷诺氏病以及类风湿性关节炎等人，均可使用松弛疗法、默想训练、练习气功和生物反馈等治疗或调理。

问 9.3.2 心理治疗禁忌范围

回避那些禁忌和令人不舒服的话题，以及那些在其回避行为背后的无益的传说或故事。

第十篇

健康管理ABC

第1章 健康管理解读

问 10.1.1 什么是健康管理？

1. 健康管理定义：健康管理就是对人体健康和能力的管理。以人为主体的健康管理，主要涉及改变生活方式来促进健康，对健康个体和企事业单位进行健康管理，控制风险因素、降低医疗保健费用支出、提高劳动生产效率。健康管理，还包含着充满人性化健康理念研究，如自我关爱，与他人和谐相处等，它是新兴健康产业、保健医学、预防医学、亚健康研究和发展的前沿领域。

2. 健康管理理论：健康管理理论主要源于预防医学、公共卫生学、生物统计学、健康心理学、运动医学、健康行为教育等，从事健康管理的专业人员，应该是受过医学、运动学、卫生学、护理学和有关领域教育的人员。

3. 健康管理诞生：美国健康管理研究起始于 20 世纪 50 年代，主要是通过对大量人群进行调查，对癌症、心脏病、糖尿病和其他疾病风险因素进行研究，从而通过控制这些风险因素，提高人体健康素质，减少疾病发生率。虽然从 1950 年到 2000 年的 50 年间，美国已成功地降低心血管病、癌症发生率，但是医疗保健费用增长，并没有得到控制。于是专家们提出研究生活方式与其他相关因素的解决方法。这种新方法的探索与研究，导致健康管理学科诞生。

问 10.1.2 健康管理目的是什么？

1. 贯彻国家"预防为主"的医疗方针，促进亚健康状态向健康状态转化，达到未病先防，防微杜渐，防患于未然的目的。

2. 对企事业单位进行有效的健康管理，控制健康风险因素、降低医疗保健费用，提高劳动生产效率。

3. 对个体通过干预生活方式，健康教育，健康管理，减少发病，增强体质，达到健康长寿的目的。

4. 通过正确处理健康与事业之间的关系，倡导事业绩效与健康绩效双优，达到发展生产和提高员工健康素质的目的。

5. 通过对"六高一低"症、"三大疾病"防治，防止"过劳死"和"英年早逝"，体现关爱"三高群体"，达到降低疾病的发生率、致残率、死亡率的目的。

问 10.1.3 健康管理流程

健康管理流程一般分为 5 个部分：

1. 填写建档表格：首先填写"A 级问卷健康评估表"并划分健康等级，确定健康管理和康复目标；其次再填写相关登记表格。

2. 进行健康评估：凡是进行健康咨询、健康管理者，必须进行健康十环评估检查。对个别人可根据具体情况，单独进行红外断层扫描（TTM）、细胞成像等其他评估检查。

3. 实施康复医疗：依据健康评估结果，制订康复计划，实施必要的康复医疗，促使亚健康状态向健康状态转化。在实施康复医疗疗程前后，分别进行健康十环评估检查，并将此视为一项工作常规。

4. 健康档案管理：将各类健康检查、健康评估资料整理成册，建立个人、团体健康档案，输入电脑，或制成纸版资料保存，并制定健康管理档案保管和保密制度。

5. 适时巡访客户：凡是进行健康管理的客户，要求通过电话、发短信、网上咨询、登门拜访等形式，安排专人（健康秘书或健康顾问）定期对客户进行巡访，采取个体或集体方式，指导干预其生活方式，进行健康咨询、健康教育，督促客户定期体检等，并将巡访情况记录在案。用现代预测医学技术理论，对身体状况进行跟踪预测、对疾病早期预警，进行全方位的健康干预。

问 10.1.4　什么是预测医学？

预测医学的出现与生物医学的发展密不可分，同时也是建立在临床医学、流行病学和循证医学基础上的一门新兴学科。哈佛大学公共卫生学院提出要"从遗传、生活习惯、饮食、生活环境、职业行为等方面出发，对身体状况进行跟踪预测、对疾病早期预警，并进行全方位的健康干预"的健康管理的新思路和新理念。在影响人们身体健康的众多因素中，"遗传"被摆在了第一位。研究遗传风险信息怎样应用于临床实践，这些信息怎样影响健康战略和行为，以及这些信息怎样影响健康结果及成本，一直被认为是基因组医学和预测医学的一个重要目标。遗传风险信息可以通过以下几个步骤改善健康：

1. 个体获取基于基因组的有关其个人健康风险状况的信息。
2. 个人根据遗传风险信息制订个体化的预防或治疗方案。
3. 个人实施上述方案。
4. 这些将改善个人的健康状况。
5. 个人保健成本得以降低。

问 10.1.5　什么叫"健康种群"研究？

健康管理领域另一个重要研究，即遗传因素在维护良好健康中所起的作用。基因检测可以鉴定出那些在维护健康方面十分重要的遗传变异，尤其是那些在抵抗已知外部环境风险因素时产生的变异。一种有效的研究资源就是"健康种群"，一大群有着非凡健康的个体组成的流行病学上有意义的人群；可将他们与患病的人群进行比较，还可以集中研究他们的某些等位基因，这些等位基因使他们避免患上糖尿病、癌症、心脏病和阿尔茨海默病。另一种有希望的研究方法，是对具有某种特定疾病高发病率的风险，却并没染上该疾病的人进行严格的遗传变异检测，如肥胖却没有心脏病的吸烟者，或者是具有 HNPCC 突变，（hereditary nonpolyposis colorectal cancer，HNPCC）却没有结肠癌的人。

第2章　健康评估新内涵

问 10.2.1　什么叫健康评估？

健康评估（health evaluation）是对客户全身功能状态和隐潜信息（各种生物电磁波、细胞成像、超声波和红外摄影技术等）进行采集、量化、分析，并与正常标准进行比较对照，从而对客户健康状况做出正确判断、评估，为确定康复目标、制订康复医疗计划、健康管理和应采取科学健康的生活方式提供依据。

问 10.2.2　功能结构与功能状态

1. 现代生理学把人体分为形态结构、功能结构（含精神结构）两大部分。

2. 功能（function）是指人体、器官、肢体特征性活动能力。如手的功能是利用工具或徒手劳动；足的功能是支撑身体或走路；胃肠的功能是消化食物、供给身体营养物质；心脏的功能是主宰血液循环；肺的功能是呼吸；脑的功能是思维等。人体各部位、各器官、各组织，有自身活动的特征、自身功能状态，而功能不可互相取代。亚健康状态是指全身功能状态，不是指某个组织、器官或肢体功能。亚健康状态评估，主要是对人体功能状态、生活质量、隐潜信息，以及对疾病风险因素等进行评估，属于人体功能评估学、功能调理康复学范畴。

问 10.2.3　评估与诊断有何异同？

1. 评估是康复医学中的常用语，康复对象是肢体或器官功能障碍者，因为康复目的在于最大限度地恢复肢体和器官原有功能，所以评估就不仅是单纯寻找病因和诊断，而是客观、准确地评估功能障碍，评估性质、部位、范围、严重程度、发展趋势、预后和转归，为制订康复医疗计划奠定牢固的基础。对亚健康的人来说，这种评估一般在康复调理之前、中、后，各进行一次，以利于评估康复调理的效果，制订、修改康复调理方案和进行健康管理。评估多应用于人体功能状态，或功能性疾病诊断，而较少应用于器质性疾病诊断。

2. 诊断是临床医学常用语，侧重于器质性疾病诊断，如肿瘤、心脏病、动脉硬化、骨性关节病等，是属于形态学诊断学范畴。

问 10.2.4　效度与信度

效度（validity）和信度（reliability）是评估一种评估方法是否准确和可靠。为了说明效度和信度，可以用射箭为例：每位射手，都希望把每一支箭都射中靶心。如果每一支箭都能命中靶心，就是达到目的或有效，此相当于效度高和准确性高。当射手每一次都能取得相同的结果，那么，就是可重复性好、稳定性高、每次动作均可靠。这些就相当于医学上常讲的可信度或可靠性。

第 3 章 评估目的及方法

问 10.3.1 健康评估目的何在？

1. 通过对人体生物电磁波、细胞成像、超声波和红外摄影技术等隐潜信息检测，可早期发现、早期评估、早期进行康复调理，达到预防和治疗疾病的目的。

2. 对客户健康状况做出科学、准确、客观的分析和评估。

3. 为近期、中期、长期，判定康复调理效果，提供客观数据指标。

4. 为了制定康复目标、康复调理计划和指导健康生活方式等，提供科学依据。

5. 为客户进行健康消费、健康投资、健康管理，提供数据，积累资料。

问 10.3.2 健康评估有哪些方法？

健康评估方法很多，一般可分为仪器评估和非仪器评估两大类：

1. 仪器评估

（1）一般评估设备

体态检测设备：身高、体重计、握力计、拉力计、脂肪厚度计、腰围—臀围—肢体周径用软尺、关节量角器等。

功能检测设备：听诊器、血压计、脉搏计、心电图仪、肺功能仪、电动跑台、脉搏血氧仪、脉搏血氧 / 血压监护仪、平衡功能仪和综合体能检测设备等。

（2）特殊评估设备

量子共振检测仪、细胞成像检测仪、热扫描成像系统、微循环检测系统、血液流变学检测设备、血液生化实验检查、基因检测设备、骨密度测定仪、综合体能评估设备。

2. 非仪器评估

包括应用等级评分量表（rating scale）、问卷（questionnare）和调查表（inventory）等进行评估。这些表、卷和仪器评估一样，都要求有一定的可靠性、准确性，能用统计学术语表达，即它应有高效度和高信度。

第4章　健康评估流程

问 10.4.1　什么叫健康评估流程？

健康评估流程依次由 10 个序列环组成，故又称健康 10 环评估（参见图 10-4-1 健康评估流程）。兹将每种评估特点、意义、方法，简要介绍如下：

第 1 环：A 级健康评估问卷

A 级健康评估问卷如同临床医院大病历一样，是一项非常重要的健康文书。要求客户详细填写姓名、年龄、性别、身高、体重、饮食、嗜好、睡眠、工作、精神、性格、遗传、婚姻等 18 个项目，92 个影响人体健康的因素，将其进行量化、数字化，这是一种以现代医学为基础的科学评估方法。它便于纳入健康管理，作为重要健康管理文书，进行建档备查。

第 2 环：细胞成像检测评估

细胞成像检测评估是通过高倍显微镜，对细胞形态进行直接观察，捕捉人体各种生理、病理信息。如正常或异常细胞形态、流动、聚集、斑块、血栓体、结晶体、微生物、寄生虫、乳糜微颗粒等。可根据活血中胆固醇结晶、乳糜微粒的多寡，来判定血脂水平；还可根据血中粥样斑块多少，判断动脉硬化程度。对因心脑血管疾病而出现的高黏、高聚、高凝、血栓前状态和微循环障碍等的病理生理变化，进行快捷预测和评估。为评估人体健康状态、亚健康状态或为疾病诊断提供依据。

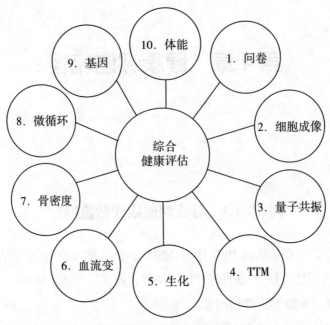

图 10-4-1　健康评估流程

第 3 环：量子共振检测评估

量子共振检测评估是使用一种微弱磁场能量信息测定装置，检测人体细胞、组织器官，微弱磁场生物磁波变化，其特点是灵敏度高，适合对人体亚健康状态进行检测评估，特别是对早期发现异常隐潜信息，对临床与亚健康状态的防治工作，均具有实际意义。

第 4 环：热扫描成像检测评估

热扫描成像检测评估，是一种锁定细胞新陈代谢、热强度功能的医学影像评估技术，通过对人体表面热分布、表面热与热源深度的关系，通过细胞新陈代谢的强度、热像图，评估组织、器官功能、人体健康状况。

第 5 环：实验室生化检查评估

实验室生化检查评估，亚健康状态的主要临床表现，就是某些检验指标偏高，或达到正常值高限，或显著异常，如血脂、血黏、血糖和免疫等项目，对防治心脑血管病、肿瘤等，具有重要意义。

第 6 环：血液流变学评估

血流变研究和应用范围颇为广泛，它包括血液流量、流速、流态、血液凝固性、血液有形成分、血管变形性、血管弹性和微循环等内容。临床血流变异常，对心脑血管病诊断与治疗，已是临床医生常规做法；对亚健康状态评估，血流变检测应用，而采取降低血液黏度调理性治疗，也有着不可取代的作用。

第7环：骨密度检测评估

对骨骼功能状态、骨钙流失、骨质疏松风险者，进行量化评估、进行预报，在临床医疗、保健医学研究和抗衰老方面的研究，具有实用价值。

第8环：微循环检测评估

采用高倍率微循环显微检测仪，直接观察甲襞血液流经血管之动态变化，直观、准确评估身体健康状况，通过计算分析，可以早期发现潜在风险因素和病理改变，进行健康检查、亚健康评估，预测、筛选和提示某心脑血管病变、恶性肿瘤、代谢失衡以及脏器功能受损程度等。

第9环：基因检测评估

通过基因检测，建立基因健康信息卡，使被检者能及时了解自己的基因信息，如被检测者身体所含肿瘤、高血压、糖尿病等多种疾病易感基因，定期对客户进行跟踪咨询服务，实施健康评估、健康管理，从而达到改善生活方式、调整生活环境，提高生活质量，预防"三大疾病"等相关疾病发生。

第10环：综合体能检测评估

体能检测评估是通过科学手段，对身体形态、机能、素质测试，对人体体质各项指标进行测试分析；是人们了解自己体质的一种客观有效的方法；是准确评价身体状况的依据，为进行针对性的运动和合理补充营养提供指导依据。

最后，综合上述10环健康评估结果，输入电脑进行数学分析，得出综合评估结论，然后给予康复调理、保健处方和健康管理建议。上述10环健康评估，每一种评估方法，均显示一定特点，它们从不同角度、不同层面、不同方法，以健康状态5级分类法，反映人体功能状态。采用健康10环评估，可提高评估的有效度、可信度，提高科学性和可重复性。

附　宏观健康评估方法

方法 1

生活常识告诉我们，人们身体健康状态，并不都是一样的，而是千差万别。为了从宏观角度，正确、客观了解人体健康状态，我们根据 WHO 关于健康定义的 10 条标准，把人体健康状态划分为 10 个等级。

根据 WHO 关于健康定义 10 条标准：

1. 精力充沛，对日常工作和生活，不感到过分紧张和疲劳。10 分

2. 乐观、积极，勇于承担责任。10 分

3. 善于休息，睡眠良好。10 分

4. 应变能力强，能适应环境的各种变化。10 分

5. 抗病能力强，对一般感冒、传染病具有抵抗力。10 分

6. 体重适中。身体匀称、站立时头、肩、臂比例协调。10 分

7. 眼睛明亮，反应敏锐，眼睑不浮肿。10 分

8. 牙齿清洁、坚硬，无缺损、无痛感、无龋齿、齿龈色泽正常，无出血现象。10 分

9. 头发有光泽，无头屑。10 分

10. 肌肉丰满，皮肤富有弹性，走路、活动感到轻松。10 分

评估：

根据数字化原则，设健康指数总分为 100 分，每条标准为 10 分，累计分数越大，健康状况越好。按健康状态划分：优：100 分；良：80 分；中：60 分；差：40 分；极差：20 分。

方法 2

为了正确、客观了解人体健康状况，我们根据 A 级问卷健康评估方法，把人体健康状态划分为 5 个等级：

Ⅰ级健康状态——健康指数 > 5，一方面说明生活方式和健康状况，均处于最佳状态；另一方面说明预期年龄（寿命）比正常人高。

Ⅱ级健康状态——健康指数为 1~5，说明生活方式和健康状况尚好。

Ⅲ级健康状态——健康指数为 -5~0，说明生活方式不理想，处于亚健

康与健康之间的临界状态，应设法减少影响健康的因素，争取健康指数得正分、多得分。

Ⅳ级健康状态——健康指数 –10~–5，说明生活方式不理想，已处于亚健康状态，需要调整、改变生活方式，增强保健意识，加强体育锻炼。

Ⅴ级健康状态——健康指数 > –10，说明生活方式很不理想，亚健康状态，有患病征兆，处于临床前期。此时，一方面需要到医院请医生检诊；另一方面需在医生指导下，加强体育锻炼。

参见：《亚健康状态评估与康复》主编：乔志恒、华桂茹。

第十一篇

抗衰老研究的某些进展

第1章 基础理论研究

问 11.1.1 何谓"控制衰老中心"说？

1. 大脑是人体神经中枢，对衰老过程起着重要的调节控制作用。

美国学者发现，在大脑里可能有一个"控制衰老中心"。人的大脑中，下丘脑和垂体起着控制衰老的作用。在控制衰老中心，有传递生物信息神经介质，主要为去甲肾上腺素和 5– 羟色胺。去甲肾上腺素是阻止衰老的，是由两种重要的氨基酸，即酪氨酸和苯丙氨酸合成的。

2. 科学家发现酪氨酸含量较高的饮食，可以明显地阻止生命衰老和成熟过程。5– 羟色胺是促进衰老的物质，它是由另一种氨基酸，即色氨酸合成的。

问 11.1.2 预防体细胞衰老有哪些进展？

1. 细胞化学故事

有关衰老的几种学说，讲到自由基这种物质，有一位生物学家，为了让人们进一步认识自由基，讲了通俗的细胞化学自由基故事。他不紧不慢地说："自由基是何物？它是带有不成对电子、原子或分子之总'绰号'，是一种丧失部分重要结构的分子。自由基为了保持自己的平衡地位，它不顾一切地从周围分子的身上，夺取人家一个电子，或者丢弃那个不成对的电子。在这个争夺过程中，它不惜对其他分子造成伤害，它侵入细胞蛋白质、侵入脂肪，甚至侵入基因物质 DNA 当中，使这些物质的分子发生变形或受侵蚀。如果它的目标是脂肪，自由基会引起一系列具有广泛破坏性的化学反应，结果导致细胞膜损伤，并使细胞分解；如果它遇到蛋白质，自由基就会抛弃一个电子，从而破坏蛋白质的工作能力；当自由基碰上 DNA 时，特别是当它遇到线粒体时，会引起这些物质变异和功能失常。随着斗转星移，时光流逝，自由基的战利品，便是人们的衰老和罹患慢性病。"

2. 维生素 E 和维生素 C 抗衰老作用

最新研究发现，在食物中增加抗氧化剂维生素 E 和维生素 C，具有清除自由基、延缓细胞衰老的作用。

（1）维生素 E 可使培养液中的细胞，从正常分裂 56 次增加到 120 次，能在果蝇和线虫中观察到延寿的效果。研究证明：维生素 E 具有抗氧化物和阻止自由基破坏细胞的作用，抑制 LDL-C、预防心肌梗塞、动脉栓塞、保护大脑、提高免疫力和抗衰老的作用。

（2）维生素 C 具有降低血压、增加良性 HDL-C、降低 LDL-C、消除动脉斑块，也有抗氧化和提高免疫特性。但要注意，这两种维生素服用过量，也有一定毒性反应，过大剂量服用维生素 E、维生素 C，与药物负性反应是一对矛盾，应结合个体的具体情况而定。

（3）中成药抗衰老作用。有研究认为：①中成药"春回胶囊"，可使肝细胞各部分脂类过氧化率降低，提高心肌过氧歧化物酶含量；"青春宝"对脊髓细胞质褐脂有抑制作用，可降低血清中质褐脂含量，提高血清抗氧化酶能力；"加味生脉饮"（人参、五味子、麦冬、黄芪、附子）能显著降低心肌过氧化脂质含量。②单味中药"何首乌"可提高老年肝内还原谷胱甘肽含量，降低实验动物心肌质褐脂，有抗自由基损伤功能；"淫羊霍黄酮"（淫羊霍提取物）可提高抗氧化酶活性，清除自由基，保护细胞免遭过氧化物阴离子自由基损伤；"五味子"提取多种木脂素，有数种对组织有保护作用，如五味子乙素就有清除氧离子和羟自由基作用。另外，还发现具有抗氧化作用的中药有：人参、鹿茸、白术、杜仲、银杏、当归、薏仁、刺五加等。

问 11.1.3　端粒—端粒酶系统，在抗衰老方面有哪些作用？

1. 近年来，人体端粒酶的发现和端粒学说的提出，使有关衰老机理和抗衰老研究找到一个新突破点。

2. 据科学时报报道，端粒是染色体末端的一段 DNA 重复序列，随着细胞分裂而缩短，被认为是细胞寿命的"计数器"。端粒通过端粒酶催化复制，从而达到延长细胞寿命的目的。

3. 有人利用最新研究蛋白质相互作用的酵母双杂交技术，克隆出与人端粒酶催化亚单位相互作用的编码基因，并首次发现了六种与人端粒酶催化亚单位相互作用的蛋白。这次新发现的六种蛋白，无论是端粒的调控因子，或是端粒酶的固有成分，都将为探明人体衰老机制和部分老年性疾病和慢性病的研究、诊断与治疗提供新的途径。

问 11.1.4　改变遗传信息可延年益寿

1. 遗传学家提出：人可能有衰老基因或死亡基因这样的遗传信息。

2. 用 20 世纪 70 年代创造的重组脱氧核糖核酸技术，即基因工程或基因交换技术，来改变这些基因。如设法关闭这些基因或导入年轻人基因来修复、置换功能衰退的某些基因。这将成为科学家们控制生命过程，探索优生和抗衰老措施的重要途径，具有广阔前途。

第2章 人类延寿方法学研究

问 11.2.1 调节免疫功能

1. 免疫功能衰退或失调，会使人和动物早衰。

2. 科学家们已从多方面研究，怎样延缓或防止免疫功能的老化。如给年老小鼠移植初生小鼠胸腺提取液，移植年轻鼠骨髓和淋巴细胞，均可使其免疫力恢复到年轻时水平。

3. 用年青小鼠青春期冷动胸腺 T 细胞，注入年老小鼠体内，可使老龄小鼠恢复青春，精神旺盛，毛发润泽，反应灵活，性功能增强，出现返老还童现象。

4. 有人设想将年青胸腺 T 淋巴细胞冷冻保存起来，在人衰老时再注入体内，可以延缓衰老过程。现在临床上已采用注射胸腺素以提高 T 细胞免疫功能，治疗自身免疫疾病和抗衰老。

5. 科学家们观察到，胸腺随着年龄增长萎缩，而辅酶 Q 水平则出现下降，因而认为辅酶 Q 可增强免疫功能。当前，国内外除研究胸腺外，还发现人参、刺五加等中药，具有提高人体免疫功能，延长寿命的作用。

问 11.2.2 怎样降低体温延年益寿？

1. 科学家发现：降低动物体温，可以减少代谢差错频率，延长动物寿命。如果蝇降低体温以后，可使其寿命增加几倍。有人推想，把人的体温下降至 1.7℃，就可使人的寿命延长 30 年。

2. 有人提出：体温恒定的哺乳动物，温度与寿命没有明显关系。例如热带鳄鱼寿命就很长，这怎么能支持温度与寿命有密切联系的诧点呢?

问 11.2.3 怎样清除体内堆积"废物"?

1. 细胞在新陈代谢中，不断产生一些高分子废物（高分子垃圾），如不及时清除，累积起来就会妨碍细胞正常功能，从而引起细胞衰老和死亡。

2. 在老年人脑细胞和心肌细胞内，就存在大量无用的色素脂褐质（亦称为衰老色素）。这种物质如果堆积过多，可将细胞核和细胞质都挤到细胞边缘，使细胞萎缩而死亡。

3. 科学家投给豚鼠、大小白鼠氯酯醒，可使动物组织中脂褐素蓄积减少，可见果蝇和小鼠预期寿命延长。在临床试验中，发现可降低空腹血糖水平和增加最大耗氧量，还发现可使病人体重减轻，从而有益于改善健康状况。但对人体是否具有延寿的效果? 有待进一步研究。

问 11.2.4 怎样用苏打水洗浴来延年益寿?

1. 苏联学者列别申斯卡娅认为：生命不外乎是"活着的物质"与外界不断进行物质代谢。这种代谢降低就是衰老，代谢中断就是死亡。

2. 列别申斯卡娅提出使用苏打，可使相互结合的蛋白分子分离，并使之扩散，增加其离子浓度，可以促进代谢，起到延缓衰老的作用。具体方法是：在 35℃~36℃的温水中，加入 50~70 克苏打粉，进行全身浸浴，每次 15~20 分钟，每周 2 次。这种方法曾被推荐给斯大林试用过。

3. 我国在 20 世纪 50~60 年代，就把苏打水浴作为一种治病方法，但作为抗衰老研究，尚少文献报道。

问 11.2.5 怎样进行器官移植来延年益寿?

1. 人体器官移植，是人类战胜疾病、延长寿命的又一创举。这是在人体某些重要器官因病丧失功能而危及病人生命时，移植另一个人的健全的器官以代替之，从而战胜病、伤，延长人的寿命。

2．目前，科学家已成功地进行了异体心脏、肾脏、肺脏、肝脏等重要脏器的移植。甚至可同时移植两种异体脏器。

3．可以预见，在不久的将来，老年人某项器官功能"早衰"，可以用健全的异体器官取代，从而延长其自然寿命。

4．近几年，人造器官工业兴起，头骨、髋骨、大腿、手指、眼、视网膜等，均已有较多应用和发展。

问 11.2.6　注射细胞疗法

1．瑞士医生鲍尔·尼汉斯提出，用注射细胞疗法来返老还童。他在试管内培养组织细胞。当这些细胞衰老时，就向试管内补充年轻的新细胞，发现新细胞能重新赋予衰老细胞以活力，可使细胞返老还童。根据这种原理，他将卵巢、睾丸、骨髓、胎儿器官等组织和细胞，用无菌冷冻干燥法处理后，再用格林氏液点滴，注入肌肉，使老化的人体器官提高生理功能。

2．鲍尔·尼汉斯曾对两千名男女进行这种注射新鲜细胞的疗法，使这些人解除疲劳，精神焕发，注意力集中，情绪安定、阳痿症状改善，工作效率提高。这种方法至今仍在一些国家使用。

3．经验证明，上述方法的返老还童作用，还只是暂时的。再者，注入异体细胞，毕竟是一种异体蛋白，有时会带来过敏现象，这也在某种程度上限制本疗法的应用价值。

问 11.2.7　针灸抗衰老的作用

1．中医文献很少有直接论述针灸与抗衰老之间关系的文章，但文献却记载不少穴位具有"治神调气、通利血脉、补虚泻实、强壮益智"的作用。

常用的腧穴有：足三里，既能治疗腹部疾病，又是强壮要穴。关元，位于人身阴阳元气交会之处，以能大补元阳而得名。大椎，为手足三阳经与督脉交会穴，能治诸虚劳伤，故又名"百劳"。

2. 有人曾对上述三个强壮穴位，用年龄大小相近的小白鼠做动物实验，并报道针刺强壮穴，能使老龄鼠记忆力、抗寒能力增强，T淋巴细胞转化率提高，血液流变学指标亦有所改善，肌肉ATP酶和糖原含量增加。实验结果提示，针刺具有"振奋阳气、疏通气血和调整阴阳平衡"的作用。

3. 保健灸在防病与延年益寿方面的功效，文献记载较针刺为多。

唐代《千金方》记载："膏肓俞无所不治"，"此灸讫，令人阳气康盛"。

宋代《扁鹊心书》大力提倡保健灸法，指出："人于无病时，常灸关元、气海、命门、中脘……虽未得长生，亦可保百余年寿矣。"

《医学入门》取神阙穴进行艾灸，四季各熏一次，元气坚固，百病不生。灸法健身，具有操作简便，无创无痛、无副作用等特点，只要有经验的医生予以指导，即可在家庭参照穴位图施灸，老少皆宜。

问 11.2.8　胸腺植入可以抗衰老吗？

1. 据报道，动物衰老的一个重要特征是胸腺退化，这种退化过程通常不可逆转，但冬眠动物却有些例外。因为胸腺中的上皮性网状细胞能分泌胸腺激素，诱导胸腺内生成重要的免疫系统细胞——淋巴细胞。多数动物开始衰老时，其胸腺会逐渐退化，胸腺新生成的很多淋巴细胞会迅速破损，导致体内淋巴细胞数量减少，免疫力下降，这种趋势无法逆转。

2. 俄罗斯科学院细胞生物物理学研究所研究人员发现，每当冬季来临，部分冬眠动物胸腺便日渐"消沉"，其合成的淋巴细胞急剧减少。但当来年开春时，冬眠动物胸腺会重新"振作精神"，淋巴细胞数量逐渐恢复。

3. 根据上述特点，研究人员在3月份选择刚结束冬眠，但胸腺尚未"复苏"的长尾黄鼠，将其部分胸腺移植到不冬眠的家鼠体内。此后，连续一个月观察、分析显示被移植长尾黄鼠胸腺，仍能逐渐"复苏"，并分泌胸腺激素，促使家鼠自身胸腺"打起精神"，能更多地合成淋巴细胞等数种细胞，并发挥积极作用，接受移植家鼠体内这类细胞的数量，比未接受移植家鼠多出约 55%。因此，从多项生理指标来看，接受移植后的家鼠不"显老"。

4. 俄罗斯研究人员进一步分析，冬眠动物胸腺周期性"复苏"机制，对延缓动物衰老具有积极的意义。

问 11.2.9 人工冬眠能延缓人类衰老

1. 美国科学家最新研制出的一种人工冬眠技术，将帮助人们实现延长寿命的愿望。通过一种人类和动物体内自主生产的化学物质，科学家们有史以来第一次将人工冬眠引入研究课题。

2. 有人实验将老鼠冬眠 6 小时，并自行选择将其唤醒。科学家们认为，身患绝症的患者，可以通过人工冬眠技术来延长寿命，以此来等待器官的移植。

3. 人工冬眠中的哺乳动物与自然冬眠的哺乳动物相同，自动将体温调节为冷血动物的类型。在冬眠状态中的个体对于氧气的需求量也会有所下降。科学家认为，这种冬眠的功能也许是哺乳动物的一种潜在本能，甚至人类也可能拥有，而科学家所要做的就是打开这个潜在的开关，按照需求进行冬眠状态的转换。

4. 1999 年，曾经有一位挪威滑雪者不幸被埋在雪下 1 个多小时，在获救后，人们发现他的心脏已经停止了跳动，体温也降到了 57 度（正常状态应该为 98.6 度），但他最终还是通过治疗存活了。

问 11.2.10 增强人的压力反应系统

最近澳大利亚科学家表示，通过将线虫饲养于相同环境并让它们接受特定的压力，科学家已经可以预测线虫的寿命极限，不久将能把对线虫的研究推广到对人的研究，找出人类寿命极限的关键所在：通过改变人的压力反应系统来延长最大寿命极限。

科学家对线虫的研究已经取得了一定的成果。美国麻省理工学院的科学家对一种线虫进行基因改造，成功地将其寿命延长了一半之多。

问 11.2.11　服用甲状腺激素可延长人类寿命

英国阿伯丁大学的约翰－斯比克曼教授说，人们有望服用甲状腺激素延长寿命，因为这种激素能够促进人的新陈代谢，推动生命的进程。

他说，他在对实验小鼠的观察中发现，只要服用的激素剂量准确，增寿是很正常的。英国生物技术和生态科学委员会向斯比克曼教授提供了 45 万英镑做研究经费，希望他能够进一步找到这种有增长寿命作用的药物的正确用量。因为该激素在体内的水平过高，对健康不利。

第3章　有害健康的食物研究

我们在日常生活中，常常可以见到这样的现象，相同年龄和相同工作环境的人，从外表上看可以相差十岁甚至更多，有些人出现未老先衰的现象。这种未老先衰的现象，是由多种原因造成的，但吃某些导致早衰的食物，是其中一个重要的原因。

问 11.3.1　哪些食物对人体健康有害？

对人体健康有害的食物，常见的有如下种类：

1. 含铅食品：铅会使脑内去钾肾上腺素、多巴胺和 5—羟色胺含量明显降低，造成神经质传导阻滞，引起记忆力衰退、痴呆、智力发育障碍等症。人体摄入铅过多，还会直接破坏神经细胞内遗传物质脱氧核糖核酸的功能，不仅易使人患痴呆症，而且会使人脸色灰暗，过早衰老。

2. 腌制食品：在腌制鱼、肉、菜等食物时，加入的食盐可转化成亚硝酸盐，它在体内酶的催化作用下，易与体内的各类物质发生作用，生成亚胺类的致癌物质，人吃多了易患癌症，并促使人体早衰。

3. 霉变食物：粮食、油类、花生、豆类、肉类、鱼类等发生霉变时，会产生大量致病细菌和黄曲霉素。这些发霉食物，一旦被人食用后，轻则发生腹泻、呕吐、头昏、眼花、烦躁、肠炎、听力下降和全身无力等症状，重则可致癌致畸，并能促使人早衰。

4. 水垢：茶具或水具，用久以后会产生水垢，如不及时清除干净，经常饮用会引起消化、神经、泌尿、造血、循环等系统的病变，导致人体衰老。这是由于水垢中含有较多的有害金属元素，如镉、汞、砷、铝等物质。

科学家曾对使用过 98 天的热水瓶中的水垢进行过化学分析，发现有害金属元素较多：其中镉为 0.034 毫克、汞为 0.44 毫克、砷为 0.21 毫克、铝为 0.012 毫克。这些有害金属元素对人体危害极大。

5. 过氧脂质：过氧脂质是一种不饱和脂肪酸过氧化物。例如，炸过鱼、虾、肉等食用油，放置过久后，即会生成过氧脂质；长期晒在阳光下的鱼干、腌肉等；长期存放的饼干、糕点、油茶面、油脂等，特别是容易产生"哈喇"味的油脂会产生过氧化物。

6. 高温油烟：国外研究机构经比较分析后指出，中国人喜欢用高温食用油来烹调菜肴，灶台温度比西方家庭灶台温度高出约 50%。通常食用油在高温的催化下，会释放出含有丁二烯成分的烟雾，而长期大量吸入这种物质，不仅会改变人的遗传免疫功能，而且还易患肺癌。研究报告表明，菜籽油比花生油的致癌风险性更大，因在高温下的菜籽油比花生油释放的丁二烯成分要高出 22 倍。为避免这种危害，制作菜肴时食用油加热，最好不要超过油的沸点，以热油为宜，这样可避免引起烟熏火燎，损害健康和促使面部生成皱纹。

7. 烟雾：当炉火、煤烟、香烟、灰尘中，有害气体经呼吸道吸入肺部，渗透到血液中后，就会给人带来极大的危害。尤其是吸烟者，将烟吸入肺部，尼古丁、焦油及一氧化碳等，为胆固醇的沉积提供条件，会造成动脉硬化而促使人衰老。

8. 酒精饮料：生活中大量或经常饮酒，会使肝脏发生酒精中毒，致使发炎、肿大，导致男性出现精子畸形，性功能衰退、阳痿等症；女子则会出现月经不调，停止排卵，性欲减退，甚至性冷淡等早衰现象。

第十二篇
深度领悟"防病胜于治病"的理念

第1章 "笑口常开"延缓衰老

"笑口常开"，就是要有一个良好的心态。每天都能精神抖擞，满面春风，快活每一天。

我国自古就有"笑一笑，十年少"的谚语。每年5月8日，是世界微笑日。笑是人类天性，是人类本能，人人都会笑。据说人类至少有18种独特的笑容。如自然微笑、幸福微笑、甜蜜微笑、会意而笑、含泪而笑、眉开眼笑、又说又笑、哈哈大笑、开怀大笑；还有腼腆笑、奸诈笑、皮笑肉不笑等。微笑是一个简单的表情，人们心情舒畅时，往往难以掩饰"情不自禁，溢于言表"的笑容。

问 12.1.1 笑是人体的一种本能

1. 笑是人体的生理反应，也是人体的一种本能。然而，随着年龄增长，人们的笑声越来越少。有人研究认为：一个乳婴或儿童，平均每天要笑300~400次，而成人平均每天只大笑10~15次。这是因为：现代人所感受的压抑程度，是50年前的10倍。身体病痛、工作压力、复杂的人际关系等，整天为生存而奔忙，经常让人们忘记笑，或很少发出笑声。更甚者，有些人丧失笑的功能，对人总是吊着脸，久而久之，变得不会笑了。

2. 人为什么会笑？外环境致笑客体，被人感觉器官（视觉、听觉、触觉等）接纳，转化为刺激信号，经感觉神经传到脑干（视觉、嗅觉神经则不经脑干，直通丘脑），再由脑干通过丘脑进行初步过滤、分析处理等。

若是简单粗糙的信号（如搔腋窝、脚底心等，得来纯生理性刺激信号），则丘脑"快乐中枢"马上做出反应指令。这指令性信号，通过运动神经，传至表情肌等部位，于是做出愉悦笑反应。但如果是复杂信号，则丘脑还不能马上做出反应，信号必须再通过边缘系统，进入大脑皮层。大脑多个部位，联合起作用，对信号进行处理。然后，再把信号送到大脑皮层（前额叶）。如果大脑皮层判定这种信号是好笑的，于是做出笑反应指令。这条指令信号，通过多条运动神经，分别激起嘴唇、眼角处表情肌，激起呼吸器官、声带、横膈膜等部位，指挥这些器官或部位，协调一致动作起来，于是产生愉悦的笑反应。

问 12.1.2　从生理学角度讲，笑对人体有哪些好处？

1. 笑能使大脑得到休息，消除精神紧张，产生愉快感觉。有人研究发现：大脑受到笑的良性刺激，分泌一种苯磷二酚激素。此称谓天然麻醉剂，具有镇静和镇痛作用。

2. 笑能使胸廓得到运动、肺部扩张，增加肺活量，把肺部残余空气全部排出，使血液中氧含量升高。有人研究：笑的时候，吸气变得又深又长，而呼气则短促有力，从而使肺部得到彻底"放松"。此时，血液中氧气交换量会增加 4 倍，体内生理过程变得异常活跃。面部肌肉也运动起来，进而促进心脑血液循环。

3. 笑能使心跳加速、心搏有力、血液循环增强，对心脏功能有益。因为，笑能使动脉血管平滑肌放松，血管内径扩大，动脉压力减少，此有益于防治心、脑血管疾病。

4. 笑能收缩腹肌，使腹压增加，促进胃肠蠕动，刺激腺体分泌，提高胃肠道消化能力。有人称：笑是促进胃肠功能的"保健操"。

5. 笑能提高机体免疫力，显著提高 T 细胞活性。一分钟大笑，能使全身放松 45 分钟。全身紧张度放松，有助于提高免疫力，提高机体抗感染能力。

6. 笑能使身体各部分肌肉得到运动，缓解肌肉紧张，有助于减轻疲劳。有人研究：开怀大笑，能带动胸、腹部肌肉运动。

7. 有人认为：管理笑中枢，在大脑右半部（额叶）。大脑右半部利用率远比左半部要低，因而右半部主宰许多抽象和创造性思维。现代人开发右脑功能，是一个重要工程，其中就包括要经常哈哈大笑。

8. 笑不仅是人体的一种本能，而且能使我们身心放松，产生愉悦的快感，而且还能拉近人与人之间的距离，增加人与人之间的感情，有助于人们适应环境，融合社会，乐观对待生活。

9. 人在快乐时，视觉、味觉、听觉、嗅觉、触觉都更灵敏。有人证明：人进入快乐思维或观看愉快图画、景象，视力立即得到改进。人在快乐时，胃、肝、心等内脏能发挥更有效的作用。人在快乐时，记忆力、思维能力、想象力都能大大增强，工作效率大大提高。乐观者偏好注重事物光明的一面，比悲观者在事业上更能做出成就。

问 12.1.3　从防病角度讲，笑对人体有哪些好处?

1. 笑能减轻精神压力

（1）现代人生活、工作压力过大，患心理精神疾病者，与日俱增。诸如焦虑、忧郁、失眠、神经衰弱等。从防病角度讲，尽管解除压力的方法很多，但唯有"笑"是最简单、最有效、最便利的方法。

（2）笑能刺激大脑，释放一种内啡肽物质。这种生化物质，存在大脑和神经组织里，其作用类似吗啡，能使人心旷神怡，止痛效果是吗啡的 40 倍，是天然的镇静剂和麻醉剂。故有人称之为体内"快乐荷尔蒙"。

2. 笑是一种健身运动

为什么说，笑是一种健身运动？一些研究资料证明，笑之生理功效，可与健身操媲美。

（1）人在大笑时，不仅血液中肾上腺素增高，而且体温上升，呼吸及心跳也加快。

（2）研究者认为：笑是最好的体操。微微一笑，牵动面部 13 块肌肉；哈哈大笑，人体从面部、胸部，直到腹部，大约有 80 块肌肉，都一起参与笑的运动。

（3）研究者认为：人们发出笑声之后，会感到身心轻松愉快。大笑一分钟，全身可以放松 45 分钟；等于慢跑运动 10 分钟。

（4）100 次捧腹大笑，吸入的氧气量，相当于做 10 分钟滑船运动。

3. 笑能提高记忆力

（1）一位心理学家，让受试对象阅读 30 个单词。随后又给其中一部分播放一段搞笑电影。观看搞笑电影者，其单词记忆量，比没观看搞笑电影者提高 20%。

（2）一位研究者认为：笑引发的面部表情变化，能在大脑中产生情感信号，笑常常给人带来好心情，从而有助于提高思考能力。他让人们试一试，即使一个不显眼的微笑，也能提高思考能力，而且非常有效。

问 12.1.4　笑能增加热量消耗

1. 大笑是一项高消耗能量运动。人们大笑时，身体会有 80 块肌肉抽动，大笑一分钟等于做运动 45 分钟。笑能加速人体内糖、脂肪、乳酸的分解，有利于减肥，保持苗条身材。

2. 美国范德比尔特大学研究人员，将 90 名志愿者安排在一个特制房间里，要求志愿者不说话，也不要走动，只能端坐在椅子上看电视。最初给志愿者看一些无聊的风光片，测量新陈代谢率；然后再给志愿者播放 5 段喜剧片段，每段持续 10 分钟，使志愿者大笑不止。再检测心率、呼吸等，并与休息状态下数据进行比较。结果发现：志愿者在大笑状态下，比休息状态下多消耗 20% 热量。

3. 研究人员计算，如果每天开心微笑 10~15 分钟，可以消耗 50 千卡的热量。这意味着每年就可以减肥 2 公斤。

问 12.1.5　从治病角度讲，笑对人体有哪些治疗作用？

1. 笑是治疗心理疾病的良方：有人研究表明：哄堂大笑、哈哈傻笑、痴情狂笑、咯咯嬉笑、窃笑，是治疗心理精神疾病之良方。诸如焦虑症、强迫症、抑郁症等。

2. 笑能治疗抑郁症：古代有个巡抚大人，得了抑郁症久治不愈，得知江苏扬州有一位老中医赵海先，能治百病，并且善治抑郁症。就远道求医，老先生看了半天，号了号脉，终于开口：

"以在下之见，大人患的是月经不调也！"

巡抚大人多年不笑，听后不禁哈哈大笑，说：

"男子汉大丈夫，怎么能患妇人之病？"随后拂袖而去。

巡抚大人从此之后，逢人便讲此事，讲后哈哈大笑不止。时过一年，巡抚大人病好了。后来他专程登门，答谢赵老中医。他对老中医说：

"你治我的病，为什么治得这么绝？"

老中医不紧不慢地说："不是我治好你的病，是你自己治好自己的病。"

3. 笑能治疗头痛：19世纪英国，不少医生都采用笑疗法，当时大科学家法拉第，年过半百，常患头痛。有一次，他去医院看病，医生观察病情后，药方上写的不是药名，而是英国一句谚语："一个小丑进城，胜过一打医生。"法拉第心领神会，以后经常光顾剧院，观看喜剧和马戏，不时被台上的滑稽表演逗得开怀大笑，头痛竟不药而治，身体非常健康，并活到古稀年龄76岁。

4. 笑能治疗心脏病：有人研究表明，笑的好处远胜于健身。1997年，研究者对48位心脏病患者研究，令人惊奇地发现笑疗效果。研究者将患者分成两组：一组每天观看30分钟喜剧；而另一组不做安排，作为对照组。一年之后，对照组中有10名心脏病患者反复发作，而观看喜剧组中仅有两人发作心脏病。还有人研究，观看幽默影片，可以减少两种荷尔蒙分泌，这两种荷尔蒙能引起心律不齐，导致心脏病发作。

5. 笑能减轻疼痛：笑不仅可以使人精神振奋，而且具有镇痛作用。研究资料表明：当人们大笑时，大脑神经细胞释放"内啡肽"，让人产生快感和镇痛作用。研究者让有疼痛症状住院的患者，每日定时收听讲笑话录音带，或是欣赏幽默画，对患者产生明显镇静作用，从而疼痛显著减轻。加州州立大学护理系主任维拉·鲁宾森，在临床应用笑疗，使患者在手术前减轻焦虑和恐惧，结果手术进行得十分顺利。

6. 笑能加快血液流动：美国研究人员通过提高动脉血液流动变化，证明笑具有治疗作用。他们要求 20 位健康的成年人，分别观看悲剧和幽默电影，片长在 15~30 分钟，中间间隔至少在 48 小时。测试结果表明：看悲剧后，20 人中有 14 人血液流动变缓；而看喜剧后，20 人中有 19 人血液流动加速。

问 12.1.6   从社会交往角度讲，笑对人体有哪些好处？

1. 在日常生活中，如果你每天遇到熟人，都点头微笑，人们会用微笑回报你。你使对方快乐，自己也会从中体验到快乐。

2. 笑不仅是一种情感的外在表现，它还是一种高级含蓄的语言。笑表达感情，具有一种吸引力，可产生"意在不言中"的效果。

3. 笑是一种语言，一种艺术，一种财富。让我们在这座宝库中巡游，探讨深刻体会笑之奥妙。

4. 建立良好的人际关系，可大有学问。"有朋自远方来，不亦乐乎。"借以增强信心，消除孤独，促进身心健康。

5. 要让人们接受一些东西，最有力的方法就是讲故事。要学会讲故事这门高超艺术，它会创造奇迹。

6. 社会交往少的男性或女性，与那些社交活跃、家人和朋友更多者相比，生病和早逝可能性要大得多。社交网络广泛，则有益于消除孤独，有益于身体健康和长寿。

问 12.1.7   微笑在社会交往方面有哪些奇妙作用？

微笑，是人际交往之桥梁；

微笑，是感情沟通之渠道；

微笑，是心灵开放之花朵；

微笑，是心之光，美之露，融汇之彩霞；

微笑，是人际百科最精美之序言；

微笑，是纯净碧澈心湖溅起之浪花；

微笑，是持重、成熟之标记。

问 12.1.8　笑能延缓人体衰老

1．"衰老是一种疾病，百病源于缺氧症。"笑能营造好心情，好心情有益健康、有助于改善人体慢性缺氧状态，达到科学抗衰老、健康长寿的目标。

2．据德国"笑之联盟"研究人员研究发现：凡一天中能大笑 4 次者，获得长寿者人数高。

3．人在大笑时，不仅带来快乐情绪，而且吸进大量氧气，改善心脑缺氧，防止大脑萎缩，减少患老年痴呆的概率。与此同时，还可激发体内许多激素的产生。如内啡肽、多巴胺、活性酶等。它们使神经细胞兴奋，加速血液循环，调整新陈代谢，增强免疫功能，延缓人体衰老。研究者认为：笑是人们健康长寿唯一有效的"保健品"。

4．笑能提高免疫力

（1）有人曾进行过一项新奇的实验，他为自己的学生放映三部影片，两部喜剧片和一部战争题材故事片。学生们看过影片之后，立即对学生进行一系列生理反应检查。结果发现：前两部影片，有 90% 学生体内免疫球蛋白增高。一个小时之后，则又恢复到正常。而另一部影片，生理反应检查，则几乎无异常变化。因此，实验者认为，笑与人体免疫球蛋白有密切关系。免疫球蛋白分泌量越高，人体对由口鼻侵入病菌的抵抗力越强，呼吸系统患病率相应降低。

（2）有人在自己身上做实验。他边抽取血样，边看美国滑稽演员喜剧片，并对血样进行分析。研究结果证明：笑能提高免疫系统细胞的活性，并增强细胞杀伤传染性致病菌的能力。

（3）有人研究发现：笑能增加血液中"抗体产生细胞"（antibody producing cell）数量，增强 T 细胞功能，从而巩固人体免疫机能，使免疫系统更加完善，并减少压力。

（4）有人研究发现：笑可以增加呼吸道和鼻腔黏液中的抗体（A 型免疫球蛋白数目），而这种抗体有助于抵抗某些细菌、病毒和其他微生物。

（5）说到这里，为了你的健康，不妨试试看，每天笑 5 分钟，或找些笑料，开怀大笑或面带微笑，看看心情会怎样？

问 12.1.9　怎样做到笑口常开？

在现实生活中，要做到笑口常开，可从以下 5 个方面讲：

1. 豁达宽容、淡泊名利

何谓"豁达宽容、淡泊名利"？

（1）欲做到笑口常开，首先要培养豁达宽容、淡泊名利的处世态度。一个人欲有一个好心情，首先是正确对待自己。俗话说：人贵有自知之明。要把人生坐标定位定准，不要越位，也不要自卑。做人要"知足常乐，自得其乐"。

（2）请听一个历史故事："诸葛一生惟谨慎，吕端大事不糊涂。"诸葛亮一生做事谨慎周到，吕端大事不糊涂，故事说，有人状告吕端到皇帝那里，说吕端宰相老糊涂。皇帝说："他哪里老糊涂？你才是糊涂蛋！吕端这个宰相，小事糊涂，大事清楚。"皇帝表扬小事糊涂的聪明人。我们应该仿效吕端，对己小事糊涂一点，生活潇洒一点；对人大度一点，风格高一点。

2. 随遇而安、恬淡虚无

怎样理解"随遇而安、恬淡虚无"？有诗解读"恬淡虚无"四字含意，诗云：

酒色财气四道墙，
人人都在里边藏；
若能跳出墙外去，
不是神仙也寿长。

这就是说：一个人要努力适应社会，正确对待社会，永远对社会、对国家有感激之情，用乐观、积极的态度看世界，就会看到世界多么美好。例如，今天你有个好心情，走在马路上，会感到举步轻松，阳光明媚，天空更蓝，空气更清新，满大街的人，都是那么漂亮，那么高兴，人人都笑容满面。其实，一个人高兴，就能感到世界有多美好。不高兴，心里苦闷，多么好的山水，也没有欣赏兴致；多么好的山珍海味，也食之无味，如同嚼蜡。一位哲学家说得好，"生活像镜子，你笑它也笑，你哭它也哭"。

问 12.1.10　怎样将微笑带入我们的生活？

1. 令人喜悦的人，对你微笑，你会在头脑中产生印象和记忆。这样一种印象和记忆，可以在你脑子里栩栩如生，同样可以激起兴奋情绪，使你产生真实愉悦的感觉。你可以按照自己的意愿，来调阅这种或那种记忆，并自主地给思维赋予色彩。你还可以挑选那些思想积极、令人喜悦的记忆，用于增进你的身心健康。

2. 为了唤起思想积极、令人喜悦的记忆，下面介绍将微笑带入我们生活的几则秘诀：

（1）当你读报时，多找一些有趣的消息阅读、品味。

（2）买几本鼓励你积极上进的笑话图书，每天记住一个笑话。

（3）租或买一张幽默影碟，休闲时边看边欣赏。

（4）买一些喜剧 CD 或磁带，在上班路上或休闲时间听听。

（5）同你的朋友互发积极、幽默的电子邮件。

（6）多去喜剧中心、笑笑俱乐部参加活动。

（7）和儿童或青年人一起活动、游戏。

（8）如果家中有条件，养只小动物，调节情绪，解除孤独。

上述 8 则将微笑带入我们生活的小秘诀，既适用于自己，也适用于别人，不妨在工作中试试看。

问 12.1.11　为什么健康长寿需要一个好心情？

怎样解读好心情？怎样营造好心情？

抗衰老"革命"

好心情，千金难买。

好心情，人生最难得。

好心情，完全靠自己精心营造，不会"天上掉馅饼"。

好心情，要学会享有"快乐每一天"。

第2章 怎样防止老人摔倒

问 12.2.1 室内环境安全管理

1. 卧室安全隐患

问题1：床边台灯是否伸手可以摸到？

如果不是，请将灯放在床边伸手可以摸到的地方。

问题2：床到卫生间的过道是否黑暗？

如果是，安一盏小夜灯，亮度能够看清过道。

2. 室内地板安全隐患

问题1：您在房间走动时，是否必须绕过家具？

如果是，请求他人帮您搬开家具，保持经过的地方畅通无阻。

问题2：您的地板上是否有小块地毯？

如果是，将地毯取走，或使用双面胶固定地毯，或者使用防滑衬里，防止地毯滑动。

问题3：地板上是否有纸张、书籍、毛巾、鞋子、杂志、盒子、毯子或其他物品？

如果是，将东西捡起，务必不要将这些东西放在地板上。

问题4：您是否必须从电线（电灯电线、网线、电话延长线）上走过或者绕过？

如果是，将电线卷起或用胶带粘牢，以免被绊倒。如果可以，请加装一个插头。

3. 楼梯和台阶安全隐患

问题1：楼道／楼梯上是否有纸盒、鞋子等杂物？

如果是，将东西捡起，务必不要在门口楼道口堆放东西。

问题2：某些楼梯是否有破裂或者不平？

如果是，请人修好楼梯。

问题3：楼梯处有没有电灯？

如果没有，一定要安装足够明亮的电灯。

问题4：楼梯是否有触手可及的楼梯灯开关？

如果没有，请安装一个不用摸索就能打开的开关，或者可以安装一个发光的开关。

问题5：楼梯栏杆是否松动？是否只有一侧有栏杆？

如果是，修理松动的栏杆，确保走路靠着有栏杆的一侧。

4. 厨房安全隐患

问题1：您经常使用的东西，是否放在高层的橱柜上？

如果是，请把常用的物品放在下层。

问题2：您是否需要踩凳子登高取东西？

如果是，您必须使用专门的梯凳（防滑稳固带扶手），千万不要将椅子作为梯凳使用。

5. 卫生间安全隐患

问题1：浴缸或淋浴区地板是否很滑？

如果是，在浴缸或淋浴区地板上安装防滑垫。

问题2：当您进出浴缸或从马桶上站起来时，是否需要支撑？

如果是，请安装扶手杆。

6. 为了防止您摔倒，建议您做以下几件事？

（1）定期锻炼，使您更加强壮，改善您的平衡和协调能力。

（2）您需要问医生，了解您的所有药物里，哪些有让人嗜睡和头晕的副作用。

（3）每年至少检查一次视力，因为视力不佳会增加摔倒的可能性。

（4）坐下或躺下之后，起身要缓慢。

（5）室内室外都要穿鞋，避免穿拖鞋，避免室内光脚。

（6）所有地板边缘，使用强烈的对比色，以便更清楚地看到地板、楼梯等。比如，可以在深色木料上用浅色油漆。

7. 其他安全隐患清除诀窍

（1）将紧急求助电话，用大字写出来放在电话旁边。

（2）将一台电话放在地板上，以防止您摔倒之后无法站起。

（3）考虑随身带一个警报装置，以备您摔倒后无法站起来时可以求救。

问 12.2.2　室外环境安全管理

1. 道路维护保养：主管部门定期检查：道路是否平坦？过桥是否安全？及时进行修整、维护保养，以免造成安全隐患。

2. 交通安全管理：进入庄园的车辆，要认真管理，限速慢行，不得乱停、乱放。限行交通护栏，需昼夜严格管理，以保证在老人活动的区域，步行及使用助步器、轮椅等行动的安全。

第3章　怎样预防抑郁症

问 12.3.1　何谓抑郁症？

1. 抑郁症（depression）又称抑郁障碍，以显著而持久的心境低落为主要临床特征，是心境障碍的主要类型。临床可见心境低落与其处境不相称，情绪的消沉可以从闷闷不乐到悲痛欲绝，自卑抑郁，甚至悲观厌世，可有自杀企图或行为；部分病例有明显的焦虑和运动性激越；严重者可出现幻觉、妄想等精神病性症状。每次发作持续至少两周以上，长者甚或数年，多数病例有反复发作的倾向，每次发作大多数可以缓解，部分可有残留症状或转为慢性。

2. 抑郁症为何受到社会关注？主要因为病人除了心情低落、压抑、沮丧、绝望之外，常常会有自杀的想法。据统计，约 1/4 的抑郁病人因自杀而死亡，而在自杀者人群中，往往 1/3 是抑郁病人，由此可见，及时而积极地治疗抑郁症患者是十分重要的。切不可把抑郁病人当作思想问题或一般的精神受刺激者来对待，以免发生意外。

3. 有人对抑郁症患者追踪 10 年研究发现，有 75%~80% 的患者多次复发，故抑郁症患者需要进行预防性治疗。发作 3 次以上应长期治疗，甚至终身服药。心理治疗和社会支持系统，对预防本病复发也有非常重要的作用，应尽可能解除或减轻患者过重的心理负担和压力，帮助患者解决生活和工作中的实际困难及问题，提高患者的应对能力，并积极为其创造良好的环境，以防复发。

问 12.3.2　怎样预防抑郁症？

依据心理学原理，下述方法可供借鉴：

1. 及时寻求心理医生的帮助。除了重视自我调节外，还应积极取得家庭、学校和社会的支持，争取亲朋好友的帮助，心理负荷较重，自己不易调节时，应及时寻求心理咨询者。

2. 积极参加各类实践活动。锻炼自己，提高心理承受能力，丰富经验，从而促进心理健康。预防抑郁症还应加强体育锻炼，增强意志力，培养良好的生活习惯，丰富业余文化生活等。

3. 抑郁症的预防，还应学习些心理卫生知识。可通过心理卫生课或讲座，阅读心理卫生书刊等，接受心理卫生教育，提高自己耐受挫折的能力，努力保持心理健康，从而能很好地预防抑郁症。

4. 增强自我心理调节。包括调整认知结构，完善自我意识，提高适应能力，掌握自我调节的方法，例如：写日记、倾诉、运动、转移等。

5. 预防抑郁症最好做到"三个不"。对今天不生气，对昨天不后悔，对明天不担心。遇到困难善于分析，学会减压，保持心理平衡。使自己每天拥有一份好心情。记住：别人气我我不气，气之危害大可惧，不气不气真不气。如对上司、同事、配偶和子女，不中听的话装聋作哑不生气。"人无完人，金无足赤"；人非圣贤，孰能无过？对过去做错的事不后悔，吸取教训不重犯才是上策。

第4章 怎样预防帕金森病

问 12.4.1 何谓帕金森病？

帕金森病（Parkinson's Disease）以前又称"震颤麻痹"，但多数病人并没有出现以肌力减退为主要表现的麻痹，少数病人在整个病程中也没有震颤。多数病人有静止性震颤、肌强直、动作迟缓、平衡障碍、自主神经系统障碍等一种或几种表现。目前病因尚不明确，发病机理众说纷纭。此病分为原发性帕金森病（约占90%）和继发性帕金森病，后者与感染、血管性、药物、毒物、外伤肌、遗传基因突变等有关。其治疗方法以药物治疗为主，能部分缓解症状，而手术治疗只适合部分病人。

问 12.4.2 怎样预防帕金森病？

1. 早期预防：指尚未出现相关症状时的预防。

（1）对有帕金森病家族史及有关基因携带者、有毒化学物品接触者，均应视为高危人群，须密切监护随访，定期体检，并加强健康教育，重视自我保护。

（2）加大工农业生产环境的保护力度，减少农药、化肥、杀虫剂及除草剂的使用，减少有害气体、污水、污物的排放，对有害作业人员应加强劳动防护。

（3）改善广大农村及城镇的饮水设施，保护水资源，减少河水、库水、塘水及井水的污染，保证广大人民群众能喝上安全卫生的饮用水。

（4）老年人慎用抗精神病药物、氟桂利嗪、吩噻嗪类、利血平及丁酰苯类药物。

（5）重视老年病（高血压、高血脂、高血糖、脑动脉硬化等）的防治，增强体质，延缓衰老，防止动脉粥样硬化，对预防帕金森病均能起到一定的积极作用。

2. 中期预防性治疗：指出现早期症状时的预防和治疗。

（1）早期诊断，帕金森病的亚临床期长，若能及早开展临床前期诊断技术，如嗅觉机能障碍、PET 扫描、线粒体 DNA、多巴胺抗体、脑脊液化学、电生理等检查，将亚临床期帕金森病尽早发现，采用神经保护剂（如维生素 E、SOD、谷胱甘肽及谷胱甘肽过氧化物酶、神经营养因子、塞利吉林）治疗，可能会延缓整个临床期的过程。

（2）帕金森病早期，虽然黑质和纹状体神经细胞减少，但多巴胺分泌却代偿性增加，此时脑内多巴胺含量并未明显减少，称代偿期，一般不主张用药物治疗，可采用理疗、体育医疗、太极拳、水疗、按摩、气功、针灸等方法治疗，以维持日常一般工作和生活，尽量推迟抗震颤麻痹药物应用的时间。但也有人主张早期应用小剂量左旋多巴以减少并发症，这要因人而异。

3. 后期预防和治疗：目的在于延缓病情发展，防止病残，改善生活质量。

（1）积极进行非药物，如理疗、体疗、针灸、按摩等及中西医药物或手术等综合治疗，以延缓病情发展。

（2）重视心理疏导，给予病人安抚和精神关爱，保证充足睡眠，避免情绪紧张、激动，以减少肌震颤加重的诱发因素。

（3）积极鼓励患者主动运动，如吃饭，穿衣，洗漱等，有语言障碍者，可对着镜子努力大声地练习发音，加强关节、肌力活动及劳作训练，尽可能保持肢体运动功能，注意防止摔跤及肢体畸形残废。

（4）长期卧床者，应加强生活护理，注意清洁卫生，勤翻身拍背，防止坠积性肺炎及褥疮感染等并发症，帕金森病大部分死于肺部或其他系统如泌尿系统等的感染，注意饮食营养，必要时给予鼻饲，保持大小便通畅，以不断增强体质，提高免疫功能，降低死亡率。

（特约编者　姜志高）

第 5 章　怎样预防阿尔茨海默病

问 12.5.1　何谓阿尔茨海默病？

阿尔茨海默病（Alzheimer Disease，AD）也称老年痴呆症，它是一种中枢神经系统变性病，主要表现有渐进性记忆障碍、认知功能障碍、人格改变及语言障碍等症状，严重影响工作、生活。我国是阿尔茨海默病大国，患者人数日趋增长，如何提早预防、及时治疗，是全社会面临的严峻课题。据国际阿尔茨海默病协会 2016 年公布的一项数据显示，全球患有阿尔茨海默病的患者约 4400 万，我国以 990 万人位居世界第一。全球每 7 秒钟就有一个人被确诊为老年痴呆，而每 4 个人中就有 1 个中国人。相比于 1990 年我国仅有 370 万患者，20 多年间，几乎翻了 3 倍。更令人担心的是，痴呆还有了年轻化的趋势，一般公认的发病年龄已由原来的 65 岁提前到了 55 岁，整整早了 10 年。

问 12.5.2　阿尔茨海默病常见病因

由于绝大多数阿尔茨海默病发生在老年人中，所以又称为"老年痴呆症"。随着我国人口老龄化的日趋严重，老年性痴呆越来越成为一个严重的社会问题。60 岁以上的人群中每增加 5 岁，阿尔茨海默病患病率即增加两倍，80 岁以上的人群当中有 20% 的人患有此病，至今还没有特效药可治疗阿尔茨海默病。但是，如果认识早期表现，就采取积极的防治措施，还是可以减少患病率和延缓其发展。

问 12.5.3　阿尔茨海默病早期表现

1. 记忆力减退。部分老年人忘记熟人的名字，刚刚发生的事转身就忘掉等；刚放下筷子就忘记已经吃过饭等。
2. 计算能力减退。以前精于计算的人现在连简单的小账也算不对，或买了东西不给钱或给了钱不拿东西。
3. 思维能力下降。对刚刚看过的东西不再有评价能力。
4. 性格、情感改变。以前很随和的老人变得越来越固执、古怪、斤斤计较。
5. 定向力差。出门后很快就找不到家等。
6. 自理能力减退。一些简单的事情自己不能完成，依赖别人帮助。

（特约编者　姜志高）

问 12.5.4　预防阿尔茨海默病，锻炼大脑，42 大法

锻炼大脑的方法很多，而且并不难，只要稍微改变一下你的生活方式，比如换只手刷牙、闭着眼吃饭、发发呆、玩玩填字游戏、适量运动，一个崭新而聪明的你，就能远离此病。

方法 1：闭眼吃饭

解读 1：为了有意识地用脑，你可以阻断一些信息，比如视觉信息。闭上眼睛，靠其他感官去寻找食物，再送到嘴里，这样可以刺激触觉、味觉和嗅觉，从而增强大脑中相关区域的功能，远离此病。

方法 2：吃富含卵磷脂的食物

解读 2：乙酰胆碱是大脑的"润滑剂"，它能使脑部更加活跃。而卵磷脂能转化成乙酰胆碱，因此，多吃花生、大豆、毛豆等富含卵磷脂的食物，将有助于提高记忆力。

方法 3：用手指分辨硬币

解读 3：随时在口袋里放几枚不同面值的硬币，没事时拿手指的指尖去尝试着分辨，这样可以刺激大脑皮层，从而挖掘出大脑隐藏的一些能力。

方法 4：关掉声音看电视

解读 4：阻断声音，仅靠画面去分析电视里正在播放的内容。这样做能刺激大脑皮层，并训练自己集中注意力去做一件事情。

方法 5：捏住鼻子喝咖啡或茶

解读 5：咖啡和茶的香气会通过鼻腔黏膜和嗅觉神经传入大脑，再在脑中对其进行分析。但现在你闻不到香气了，大脑就只能靠舌头的味觉来拼命分析进到嘴里的东西，这样一来它就得到锻炼了。

方法 6：大声朗读

解读 6：朗读的过程是把视觉刺激反馈给听觉，并加以确认，它所带给大脑的刺激要比默读多得多，因此记忆也更加深刻。阅读本文时，建议你在需要获取信息时选择默读，在分析或记忆信息时选择朗读。

方法 7：学门外语

解读 7：大脑里有一块被称为前额皮质的区域，它直接影响你的决策能力，而学习外语可提高这块区域的能力。

方法 8：点没吃过的菜肴

解读 8：做习惯的事情，会让你感觉轻松，比如去常去的餐厅吃饭，点以前常吃的菜，这是因为在你的大脑中，已经形成了程序记忆，不会再对脑部形成刺激了。所以有意识地做一些不常做的事，就显得非常重要。一个新的尝试，对大脑来说是一种很棒的刺激。

方法 9：绕道而行

解读 9：有空的时候，可以尝试一下绕路而行，即使迷路也没关系。为了找到正确的路径，你会开动脑筋，而这种满负荷运转的状态，对锻炼你的大脑十分有益。

方法 10：用左手刷牙

解读 10：大多数人都习惯用右手，右手运动是靠左脑支配的，因此人们平时对左脑使用得比较多。如果有意识地让左手做一些事情，那么对大脑来说是一种新的刺激，而且利于开发你的右脑。

方法 11：喝酸奶

解读 11：益生菌不但对肠胃好，而且还有助于控制焦虑情绪，使大脑在情感和记忆处理上，都表现出更强的能力。

方法 12：转移注意力

解读 12：站起身走走、爬爬楼梯、做做深呼吸或伸展运动。或许你已经意识到，在做这些放松的身体活动时，你的大脑仍然会继续处理上一个任务，有时甚至还能产生新的想法。

方法 13：去陌生的地方

解读 13：通过体验未知世界，能让大脑空间更加广阔。去没去过的地方，见没见过的东西，可以使大脑保持新鲜的状态。

方法 14. 换个角度看问题

解读 14：有些东西即便绞尽脑汁，也是想不出来的，你需要尝试从各个角度去观察和思考问题，这样大脑也会越来越灵活。

方法 15：吃早餐

解读 15：脑重量仅占人体总重量的 2%，但其所消耗的能量却占到总耗能的 18%，而其唯一的能量来源是葡萄糖。早上是脑部最缺葡萄糖的时期，不吃早餐就去上学或工作，大脑能量会不足，无法充分发挥其能力。研究表明，早餐能为大脑提供一天所需能量的 25%。

方法 16：吃东西多咀嚼

解读 16：吃东西咀嚼次数越多，脑部的血流量增加的也就越多。

方法 17：运动快步走

解读 17：运动神经中枢在脑的前额叶，运动命令就是从这里下达的。每天进行 20 分钟的快走，可以改善脑部血流量、刺激脑产生有益的活性物质。研究表明，经常运动可以降低患阿尔茨海默病的概率。

方法 18：管理时间

解读 18：在 20 世纪 80 年代末，科学家发明了一种时间管理方式：用简单的厨房定时器，给工作设定 25 分钟的时限，时间一到就休息几分钟，这会让你的头脑更为敏捷、清晰。

方法 19：制造快乐

解读 19：保持乐观的心态，以正确、乐观的心态，对待世事变迁，陶冶情操，恬愉乐俗，随时排解来自社会的不良刺激，《素问》着重阐释调治之法：

"志闲而少欲，心安而不惧，形劳而不倦，气从以顺，各从其欲，皆得所愿。故美其食、任其服、乐其俗，高下不相慕，其民故曰朴。"只有平素修炼，才可以提高承受外界刺激的能力，从而具备宽阔的胸怀、豁达的性情，保持乐观的心理状态。

注意饮食调节

饮食调节包括：之所以你能感受到喜悦和愉快，是因为脑内分泌了一种名叫多巴胺的物质，这种物质还能增进神经脑细胞的发育，扩展神经网络。你可以主动去制造多巴胺，比如不时给自己设定一些易实现的目标：改善伙食、晚上和男/女朋友去看电影。当你一想起这些令人愉快的目标，你的大脑就会分泌多巴胺，而你也能更高效地完成工作。

方法 20：判断自己是右脑型还是左脑型

解读 20：右脑适合对图像、空间、音乐等信息进行处理，直觉和综合判断力强，同时具备信息合成、整体认知等能力。右脑发达的人，通常擅长美术、音乐，但对数学感到头疼；而左脑则适合进行语言、计算的处理，行动方式是分析式和理论式的，一般左脑发达的人数学优秀，善于有逻辑地思考问题。能否高效用脑，首先得判断自己是哪种脑型？因此，只有做自己喜欢的事情，大脑才会更兴奋。

方法 21：适度睡觉

解读 21："睡眠是健康的保护神。"缺少睡眠或过多睡眠，对健康都不利。适度睡觉，可以让你更聪明。人在入睡后，大脑依然在继续处理各类记忆，而当你醒来后，你会发现记忆力更好了。

方法 22：吃点姜黄

解读 22：姜黄是一种调料，也是一种香料、中药材，气香特异，味苦而辛。其内含的姜黄色素，有助于预防痴呆症。

方法 23：坚持运动

解读 23：根据"生命在于运动，生命在于科学的运动"解读，运动对大脑，对身体各系统器官都是有益的。跆拳道、跳舞等运动可以提高大脑的协调能力。哪怕宅在家里，你也可以拿着遥控器，在电视屏幕前手舞足蹈锻炼大脑。

方法 24：让手机歇会

解读 24：不断查看手机短信和电子邮件会分散注意力，降低工作效率。如果可以的话，尝试在特定的时间将手机关掉，你就能专心工作了。

方法 25：皱眉

解读 25：别小看皱眉这样简单的动作，它会让你的思维变得更具批判性和分析性。

方法 26：观看新知视频

解读 26：用思想的力量来改变头脑，比如观看与前沿科技、政治和艺术有关的视频，你会发现自己突然变得更善于思考了。

方法 27：利用图片，增强记忆

解读 27：一个能让你增强记忆的秘诀是：把你想要记住的东西，和一幅生动的画面或图片相结合。

方法 28：制造混乱

解读 28：嗅觉和人的记忆密切相关，一般气味的刺激是和眼前事物一致的。可是如果鼻子闻到的是咖啡的香气，但看到的却是鱼的样子，那你的大脑就开始"混乱"了。而这种混乱，却可以刺激脑部的一些神经，使神经细胞分泌更多的神经递质，从而优化大脑机能。

方法 29：肯定自己

解读 29：不停地暗示自己、肯定自己，增强这种意识会使大脑的潜意识被慢慢激活，帮助你全力以赴地实现自己的目标。

方法 30：玩动作游戏

解读 30：适度玩一些动作和枪战类游戏，可以提升你的反应速度，改善协调能力。

方法 31：读聪明人的微博

解读 31：有一些人的微博，会让你大开眼界。比如：预测次贷危机的经济学家、获得文学大奖的小说家的作品等。

方法 32：说出来，写下来

解读 32：把想法转化为语言从脑里传递出来，之后再一次转化为文字或声音重新进入大脑进行分析。此时被大脑重新接收的信息又会被你过滤一遍，或许你可以产生更好的想法。

方法 33：逛美术馆

解读 33：这不仅让你看上去更聪明，欣赏艺术还能帮你减压，集中注意力。

方法 34：玩猜谜游戏

解读 34：文字游戏和猜谜能降低患痴呆症的风险。你喜欢玩填字游戏和数独游戏吗？不用再因为浪费时间而内疚了，要知道你是在"提升自己"。

方法 35：活动手指

解读 35：大脑所感受到的很多刺激是通过手指来传递的，比如弹钢琴、敲键盘。当你达到"盲打"的水平后，手指对大脑的刺激便会逐渐减少，因此你需要主动去练习一些新动作，比如通过带触控屏幕的电子设备，去玩"切水果"等游戏。

方法 36：吃黑巧克力、喝红酒

解读 36：黑巧克力和红酒里的黄酮类化合物有助于提高记忆，现在你喝酒有借口了。

方法 37：玩乐器

解读 37：捧起你的吉他，打起乐鼓。玩得不好没关系，关键是玩乐器可以让大脑中控制记忆和协调能力的部分更为活跃。

方法 38：喝咖啡

解读 38：每天喝 4 杯咖啡的女性，比每天喝一杯咖啡的女性更不容易抑郁。还有研究显示，咖啡可以提高短期记忆力。

方法 39：找个爱好

解读 39：如果你对一件感兴趣的事情特别在行，做事时你的大脑也会变得更有效率。国际象棋高手就比业余爱好者的辨识能力更强。

方法 40：发表评论

解读 40：在互联网上任何人都可以成为评论家。不管是对一本书、一部电影，还是某种美食，你都可以通过微博言简意赅地写下你的感受，这可以帮助你更好地分析与思考。

方法 41：告别计算器

解读 41：尽可能强制自己进行口算。例如，去超市购物口算出总价，或是凭借对菜品单价的记忆，算出这顿饭要付多少钱。

方法 42：拥抱大自然

解读 42：在拥挤的街道上，待几分钟就会损害记忆和自控能力，这是因为，大城市里让人分心的刺激物太多，你的大脑忙不过来。所以尽可能走出城市，多和大自然接触，能帮助你的大脑恢复到最佳状态。

第6章 怎样预防脑卒中

问 12.6.1 何谓脑卒中？

脑卒中（Stroke；brain stroke）即脑中风，是中医诊断名称，与现代医学脑血管意外基本一致。病人以中老年人最为常见，而常见的脑血管疾病包括脑梗死、脑出血、蛛网膜下腔出血、短暂性脑缺血发作等，其中最为常见的为脑梗死、脑出血。虽然脑卒中病人年龄大且基础病多，但如果预防措施做得好，大多数脑卒中是可以预防的。脑卒中梗死的原因主要为动脉粥样硬化，其次为糖尿病、肥胖、高血压、风湿性心脏病、心律失常、各种原因的脱水、各种动脉炎、休克、血压下降过快等。而引起脑卒中最重要的因素是高血压，其次是高血脂、糖尿病、血管畸形、吸烟等。情绪激动、过度劳累、过度用力、气候变化、不良嗜好（吸烟、酗酒、食盐过多）等为诱发因素。

问 12.6.2 怎样预防脑卒中？

脑卒中的预防总结为以下几点：

1. 控制血压：既往无高血压病史的建议每季度测量一次血压，如果有高血压，更要经常量。发现血压异常应及时咨询医生，如果医生确认你有高血压，会建议你进行有规律地运动、用药物控制以及提出饮食上的注意事项，血压控制要适可而止，不要追求一下就降到完全正常或正常标准，尤其是65岁以上的老年人。

2．控制高脂血症：高脂血症是指血浆中总胆固醇、甘油三酯过高或高密度脂蛋白胆固醇过低。饮食调节以清淡为主，减少饱和脂肪酸和胆固醇的摄入是控制高脂血症的首选方法，若饮食调节效果不明显可考虑药物治疗，包括他汀类、贝特类及盐酸类药物。

3．控制糖尿病：通过定期体检可了解自己的血糖指标。糖尿病可使你有更高的脑卒中危险，多数糖尿病可以通过认真注意饮食得到控制。

4．戒烟、酒：吸烟、酗酒会使脑卒中的危险增加一倍以上。戒烟五年后患脑卒中的危险性可降低至与不吸烟者一样，喝酒应该控制，轻度酗酒者胆固醇升高可通过减少摄入脂肪和运动就能控制，中、高度升高则需加用药物治疗。

5．控制心脏病：多种心脏病及心脏手术均可增加脑卒中的风险，主要是心源栓子脱落引起栓塞性脑卒中，控制了心脏病也就减少了脑卒中发生的概率。

6．适量运动：养成每日运动的习惯。轻快地散步、慢跑、骑车、游泳或其他活动，每日至少30分钟，每周保证户外活动五天，可以在多方面改善你的健康，同时减少你患脑卒中的风险。

7．低盐饮食：有高血压者要低盐（钠）饮食，少吃油腻食物。减少饮食中的钠，可以降低你的血压，更重要的是，降低你患脑卒中的危险。

8．情绪调节：人体感受压力及情绪激动时会分泌很多血管活性物质，导致血管痉挛，血压升高，增加动脉硬化和形成血栓的机会。有研究报道，抑郁症能显著增加脑卒中的风险。因此，保持良好的情绪和充足的睡眠，适当减缓社会生活压力，可防止和减少脑卒中的发生。

9．良好的生活习惯能让大脑更健康：适当进食蛋类、鱼类、蔬菜。这些食物能提供 omega-3 脂肪酸、多种氨基酸、卵磷脂之类的神经递质制造所需的原料。杜绝摄入反式脂肪酸（常存在于植物性奶油、马铃薯片、沙拉酱、饼干以及薯条等食物中）。适量补充健脑益智食物。具有健脑益智功效的食物主要有杏仁、核桃、葵花籽。

（特约编者　姜志高）

第 7 章　怎样预防老年性精神病

问 12.7.1　何谓老年性精神病？

老年性精神病（psychosis）是指严重的心理障碍，患者的认识、情感、意志、动作行为等，心理活动均可出现持久的明显的异常；不能正常的学习、工作、生活；其动作行为，难以被一般人理解，在病态心理的支配下，有自杀或攻击、伤害他人的动作行为。常见类型：

1. 思维破裂：讲话时前言不搭后语，颠三倒四，有头无尾，缺乏条理。

2. 情感障碍：对亲人疏远、冷淡，甚至敌对。对一切事物表现冷淡，漠不关心，整天闷坐，胡思乱想；完全失去自我管理能力，严重影响进食、睡眠和休息，对患者自身健康造成严重的危害。

3. 幻觉妄想：幻觉中以幻听为多，患者听到空中或房上有人对他 / 她讲话，或听到一些人议论他 / 她。幻觉妄想可导致其突发行为改变，会突然出现自杀、自伤、冲动、出走、无自知力等精神症状。

问 12.7.2　怎样预防老年性精神病？

随着社会发展，人均寿命延长，老龄人口越来越多，老年性精神病患者的数量也与日俱增。老年性精神病患者，会给家庭和社会造成沉重的负担，那么，如何做好老年性精神病预防工作呢？

1. 保持心情舒畅：日常生活中，老年人应避免精神刺激，保持心情舒畅，乐观豁达，不要有情绪波动，尤其不要忧虑过度。老年人生活应该规律，这样才能预防老年性精神病的发生。

2. 保持大脑活跃：要注意防止精神衰退。俗话说脑子越用越灵，老年人应保持大脑活跃，才能防止脑萎缩的发生。老年人应参加适当的活动，可以根据自己的兴趣爱好，练习书法、绘画、种花、养鱼、学习各种技能，即使没有什么兴趣爱好，也可以在活动中多和他人交流或一起进行娱乐，保持脑细胞充分活跃。

3. 注意饮食营养：在饮食上，应注意饮食营养健康。铝元素可以使脑组织退化，引起老年性精神病，因此应尽量避免应用铝制品餐具烹调或盛放食物，少吃含有铝的食物，多吃营养脑细胞的食物，并且需要戒烟戒酒。营养脑细胞的食物包括胡萝卜、鲜鱼、酸奶、煮黄豆、水果等，富含优质蛋白、不饱和脂肪酸、维生素的食物也是有利的。

4. 老年人需要亲人耐心呵护：老年群体是社会中一个比较弱势的群体，许多老年人患上精神病，都是因为子女不在身边，过分孤独造成的。老年性精神病的治疗要点，不在于服用药物与生活调理，更重要的是子女、亲属的交流与关怀，需要身边的亲人在心理上耐心呵护。针对老年性精神病患病因素，要求其子女无论多么忙碌，都需要、更应该抽出适当时间，关怀一下我们年老的父母或长辈，让他们在温馨关爱的氛围中度过晚年，享受天伦之乐！

第 8 章　促进健康状态向好的方面转化

问 12.8.1　何谓健康状态?

1. WHO 提出健康状态的概念是：没病并非健康，健康乃是身体上、心理上和社会适应上的完满状态，而不仅仅是没有疾病和虚弱。

2. 从现代健康概念看，健康状态的含义大致包括下列四个方面：

（1）生理健康：是指人体结构完整，生理功能正常。

（2）心理健康：情绪稳定，积极向上，热爱生活，知足常乐，有良好的心理状态；人与人之间具有同情心、爱心、和睦相处，善于交往。

（3）道德健康：道德的最高标准是无私奉献，最低标准是不损害他人，不健康的标准是损人利己或损人不利己。

（4）适应健康：适应良好是指能胜任社会生活中的各种角色；适应不良是指缺乏角色意识，即一位好大夫，不一定是位好父亲或好母亲，或好丈夫、好妻子。

问 12.8.2　怎样促进健康状态向好的方面转化?

欲促进健康状态向好的方面转化，请关注以下几个理念或基本观点：

1. 健康在于追求，健康在于执着追求。

2. 强化人体本能训练和"六高一低症"防治。

3. 体验抗衰老"革命"。何谓革命? 革命就是变革，抗衰老"革命"就是要有革命精神，促使你的身体健康状态向好的方面转化。即从 V 级健康状态，向Ⅳ级健康状态转化，向Ⅲ级健康状态转化，向Ⅱ级健康状态转化、向Ⅰ级健康状态转化，让身体健康状态产生一个质的飞跃。

4."有志者，事竟成。"坚定决心和毅力，我们追求健康的目标一定要达到，我们追求健康的目标一定能够达到。

附　录

附录1 中国传统医学对抗衰老研究的卓越贡献

中国康复研究中心　乔志恒

中国传统医学，悠悠数千年，内涵丰富，博大精深，对繁衍中华民族，科学抗衰老（延缓衰老、健康长寿）研究贡献卓著。

一、中国历史上百岁老人

据《史记》等有关资料记载：

东汉名医华佗"年且百岁，犹有壮容"。

魏时西域高僧竺佛，活到117岁。

梁唐时代王远知，活到126岁。

唐代名医孙思邈，100岁还著书立说，写成医典《千金翼方》。

南天竺高僧菩提流志，活到156岁。

五代高僧兼医学家慧昭，活到290岁。

宋代名医谭仁显，活到108岁。

明代温病学家吴又可，也年至百岁。

清代康熙年间孙间龙，活到159岁。

又据史料记载，我国当代百岁老人：

1953年全国第一次人口普查，百岁以上老人3384名，最高年龄155岁；1964年全国第二次人口普查，百岁以上老人4900名，最高年龄150岁；1982年全国第三次人口普查，百岁以上老人3765名，最高年龄130

岁；1990 年全国第四次人口普查和 2005 年全国第五次人口普查，未查到相关资料。2010 年全国第 6 次人口普查 65 岁以上老人占 1.91%。

二、中国医学"五大"卓越贡献

中国传统医学，俗称"中医"，此称中国医学。它有一套完整、朴素、唯物辩证理论，独树一株医疗体系，对科学抗衰老研究主要有"五大"卓越贡献，可概括为："天人合一"宇宙观、唯物辩证哲学观、预防第一"养生"观、辨证论治整体观、独树一株医疗体系观。这"五大"卓越贡献，是中国医学之精髓，是医学科学之瑰宝。

（一）"天人合一"宇宙观

"天人合一"宇宙观，是中国医学对科学抗衰老研究的第一个卓越贡献。

1. "天人合一"自然和谐

中国医学"天人合一"宇宙观，从两个方面来探讨人与自然的关系：一是从天地（大宇宙）本质与现象，来看"天人合一"的内涵；二是从生命（小宇宙）本质与现象来看"天人合一"的内涵。

（1）天地是大宇宙

①天没有意志，没有目的，是由物质构成的。具体地说，是由"气"这种物质构成宇宙万物。气分阴阳："阳气轻清，上升为天；阴气重浊，下降为地。阴阳二气，运动、变化，就产生天地。"《素问》

②天地按一定规律运动，天气下降，地气上升，天地相交，就产生了四时气候变化，五大元素（木、火、土、金、水）则生成万事万物。

（2）人体是小宇宙

①中国医学认为：人天同象、同类，天地是大宇宙，人体是小宇宙，人体结构体现天地结构。《内经》

②天地与人体结构比较："天有日月，人有两目。地有九州，人有九窍。天有风雨，人有喜怒。天有雷电，人有音声。天有四时，人有四肢。天有五音，人有五脏。天有六律，人有六腑。天有冬夏，人有寒热……"

《灵枢·邪客》

（3）人与自然和谐统一

①中国医学认为：人是宇宙万物之一。人与自然的关系，息息相通，休戚相关，自然界各种运动变化，如季节更替、地域差异等，都会直接或间接地影响人体，而人体对这些影响，也必然相应地表现出各种不同的生理活动或病理变化。

②人是自然环境的产物，人与自然的关系是"同气相求，同类相应；顺则为利，逆则为害"。因此，人与自然的关系是和谐统一，适者生存。《内经》

2."天人合一"思想之科学性

现代科学发展，证实"天人合一"思想之科学性。现代药物学证明细菌、病毒，对药物敏感性与时辰变化有关；时间生物学研究证明，生物活动和行为与地球公转、自转，月球公转相吻合，太阳、月亮之起落，对人体内部各种疾病转归、死亡，均受时辰变化影响。

（二）唯物辩证哲学观

唯物辩证哲学观，是中国医学对科学抗衰老研究的第二个卓越贡献。

1. 阴阳代表事务两个方面

（1）宇宙万物皆分阴阳：世间一切事物，皆以阴阳两纲划分。即"阴阳者，天地之道也，万物之纲纪，变化之父母，生杀之本始，神明之府也"。《素问》

（2）物质之阴阳属性：阳主动，阴主静，阳化气，阴成形。凡是活动、外在、上升、温热、明亮、功能都属于阳；凡是沉静、内在、下降、寒凉、晦暗、物质都属于阴。

（3）人体之阴阳属性

①"人生有形，不离阴阳。"人体功能活动属阳，物质基础属阴，阴精推动阳气，阳气化生阴精。《素问》

②"夫言人之阴阳，则外为阳、内为阴；言人身之阴阳，则背为阳、腹为阴；言人身之脏腑中阴阳，则脏为阴、腑为阳。肝心脾肺肾五脏皆为阴，胆胃大肠小肠三焦膀胱六腑皆为阳。"《素问》

2. 阴阳可以相互转化

（1）中国医学谈到正常阴阳关系时说："阴在内，阳之守也；阳在外，阴之使也。"《素问·阴阳应象大论》

（2）中国医学所说："阴盛则阳病，阳盛则阴病。"（《素问》）这当中之"盛"字，寓意深刻：一表示其实力，相对于另一方偏盛；二表示其存在，对偏衰另一方构成威胁；三表示其结果，有可能进一步损及另一方。阴阳一旦失去平衡，身体健康也就不复存在。

3. 人应当顺从自然

中国医学认为：人不但要顺从自身阴阳，而且要顺从宇宙阴阳，非如此不能保持健康体魄。一旦人体阴或阳一方偏盛，就会克伤相对偏衰之另一方；阴或阳一方偏衰，就会无力制约相对偏盛之另一方。

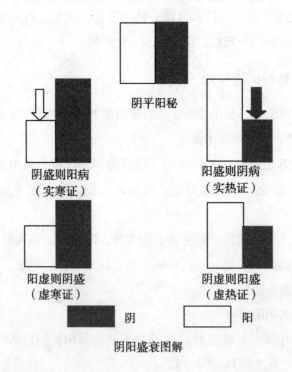

阴阳盛衰图解

（三）预防第一"养生"观

预防第一"养生"观，是中国医学对科学抗衰老研究的第三个卓越贡献。何谓"养生"？从内容讲，养生包括饮食起居、四季变迁、心理调节、运动锻炼等多方面的健身方法，属于现代保健医学范畴。

中国医学最为重视的是"养生"防病。提出："上守神、粗守形"，形神统一的自我调养观点。强调通过精神内守、自稳调节，达到形体与精神和谐互动。正如《灵枢》所说："智者之养生也，必顺四时而适寒暑，和喜怒而安居处，节阴阳而调刚柔，如是则辟邪不至、长生久视。"

1. 顺应自然"养生"

顺应自然，就是要使日常生活行为，符合自然界阴阳消长的客观规律。《素问·宝命全形论》说："人以天地之气生、四时之法成。"顺之可保持健康、获得昌盛，逆之则失去健康、罗织灾害。《素问》亦说："和于阴阳、调于四时"；"法则天地，象似日月"。

（1）一年之中养生：人在一年当中，摄养要顺应时令、季节的特点。

春天，万物复苏。即"天地俱生，万物以荣，夜卧早起，广步于庭，披发缓行，以使志生"。早起床，多散步，轻松愉快地顺应"春生"之气。

夏天，万物繁茂。"天地气交，万物华实，夜卧早起，无厌于日，使志无怒，使华英成秀，使气得泄。"早起床，迎朝日，精神饱满地顺应"夏长"之气。

秋天，万物收获之季。"天气以急，地气以明，早卧早起，与鸡俱兴，使志安宁，以缓秋刑，收敛神气，使秋气平，无外其志，使肺气清。"早睡早起，平和心境，敛养精神以顺应"秋收"之气。

冬天，万物封藏之季。"早卧晚起，必待日光，使志若伏若匿，若有私意，若有已得，去寒就温，无泄皮肤。"早安歇，晚起床，避免寒冷，保养阴精以顺应"冬藏"之气。

此四时调治之法，正符合《素问》所说："圣人春夏养阳，秋冬养阴，以从其根，故万物沉浮于生长之门。"春夏阳气生发，则因势利导地蓄养阳气；秋冬阴精敛藏，则不失时机地涵养阴精。

（2）一日之中养生：人在一天当中，昼夜晨昏变化，虽然在变化幅度上，没有四时季节那样明显，但对人体生理活动也有不同的影响，人体养生也要与之相适应。例如《素问》说："阳气者，一日而主外，平旦（清晨）人气生（始趋于体表），日中而阳气隆，日西而阳气已虚（趋向体内），气门（汗孔）乃闭。"像这样人体阳气白天多趋于体表，夜间多潜于内里的运动趋向，反映人体随着昼夜阴阳二气变化，而出现适应性调节，养生要顺应阳气盛衰变化。据观察，人的脉搏、体温、耗氧量、二氧化碳的释放量、激素的分泌等，都具有 24 小时的节律变化。

2．保持乐观的心态

以正确、乐观的心态，对待世事变迁，陶冶情操，恬愉乐俗，随时排解来自社会的不良刺激，《素问》着重阐释了这种调治之法："志闲而少欲，心安而不惧，形劳而不倦，气从以顺，各从其欲，皆得所愿。故美其食、任其服、乐其俗，高下不相慕，其民故曰朴。""外不劳形于事，内无思想之患，以恬愉为务，以自得为功，形体不敝、精神不散，亦可以百数。"任何超越生理承受范围的刺激，都会导致阴阳失调、气血逆乱，只有平素修炼，才可以提高承受外界刺激的能力，从而具备宽阔的胸怀、豁达的性情，保持乐观的心理状态。

3．注意饮食调节

饮食调节包括：

（1）寒热适宜：说得明确："食饮者，热无灼灼，寒无沧沧，寒温适中，故气将持，乃不至于邪僻也。"说的是适宜的饮食温度，对胃肠的气血运行以及受纳、消化功能有利。《灵枢·师传》

（2）量质适度："饮食自倍，肠胃乃伤。"唐代医家孙思邈有"夜饱损一日寿"之说。说的是食量不可过多，一般以八分饱为宜，晚间尤其应当少吃。《素问·痹论》

（3）忌食生冷不洁：忌食生冷、不洁、刺激性食物，"无食一切生物"。凡此种种，皆为维护后天之本，以增强人体抗病能力。《素问·刺法》

总之，人是环境产物，尽管环境千变万化，人皆要顺应自然，适应环境变化。这就是"天人合一"养生真谛。

4．讲究劳逸适度

劳逸结合，适时适度，是保证健康的必要条件，否则就会贻害健康。《素问》说："形乐志苦，病生于脉"；"形乐志乐，病生于内"；"形苦志乐，病生于筋"；"形苦志苦，病生于咽嗌"。此文，形为形体，志为精神。

苦，指形神过劳；乐，指养尊处优、缺少运动。也就是说，只劳不逸，或过逸不劳，都会损及形体与精神健康。

（四）辨证论治整体观

辨证论治整体观，是中国医学对科学抗衰老研究的第四个卓越贡献。

1. 辨证论治释义

辨证论治是中国医学认识疾病和治疗疾病的一种基本原则和方法。

中国医学所谓"辨证"？就是诊断疾病。即是把四诊（望、闻、问、切）所收集之症状和体征资料，通过分析、综合，辨清疾病，病因、性质、部位，以及身体基本状况（邪正关系）等，概括、判断为某种性质的证。证，非单指症状，它比"症状"能更全面、更深刻、更正确地揭示疾病本质。那么，何谓"论治"呢？论治又称"施治"，即根据辨证结果，确定相应治疗方法。因此，"辨证"可视为是诊断疾病的过程，"论治"是治疗疾病所采取的手段和方法。判定"辨证"正确与否，可由"论治"效果去检验。辨证论治过程，就是认识疾病和解决疾病的过程，是理论和实践相结合的体现，是理、法、方、药在临床上的具体运用，是指导中国医学临床工作的基本原则。

2. 中国医学整体观

（1）人体是一个整体：人体是一个有机整体，人体各脏腑、组织和器官，在结构上不可分，在功能上相互联系；既相互联系，又相互制约，维持着人体生理上的平衡，构成人体局部与整体的统一，这就是自然界之奥秘。

（2）人与自然密不可分：人体与大自然，关系密不可分，天地是大宇宙，人体是小宇宙，人体小宇宙要随大宇宙运动、变化。自然界各种变化，对人体的影响，就像"形"与"影"那样，随时影响着人体生理和病理变化。

（3）内环境与外环境统一：人体内环境统一性，与自然界外环境的统一性，构成中国医学整体观。整体观念，是中国古代唯物论和辩证思想在医学中的体现，它贯串于中医学的生理、病理、诊法、辨证和治疗等各个方面。

3. 中国医学治病大法

中国医学在辨证论治整体观理论指导下，对疾病现状首先进行周密分析、做出诊断，然后确立一套比较完整和系统的治疗原则和方法，其中包括：治病求本、扶正祛邪、调整阴阳、脏腑、气血关系，因地、因时、因人制宜治疗方法等。用唯物辩证方法指导疾病治疗的总原则。

（1）"八纲"辨证

①根据四诊获得资料，把错综复杂、千变万化的症候，归纳为"阴阳、表里、寒热、虚实"八纲，再用这四对纲领性症候进行梳理辨证，继而"依证立法，燮理阴阳，治表治里，祛寒除热，补虚泻实"。

②人体阴阳之气，有多少不同；邪气则有深浅差异、性质有寒有热之分；而脏腑之气，则有虚有实，既互相联系，又互相影响。所以，要分纲辨析、综合归纳。只有这样，才能分清主次、从属关系。"实则泻之，虚则补之"，"形不足者温之以气，精不足者补之以味"。

（2）治病求本

①疾病之根本，在于阴阳偏盛偏衰，调治之法要以平衡"阴阳"为纲。"阴阳者，天地之道也，万物之纲纪，变化之父母，生杀之本始，神明之府也，治病必求于本。"《素问》

②"知标本者，万举万当；不知标本，是谓妄行。"《素问》

治病必求于本是指查找疾病根本原因，并针对根本原因进行治疗。在临床运用这一治疗原则时，必须正确掌握"逆者正治，从者反治"和"急则治标，缓则治本，标本兼治"等。

③标本兼治是在标病与本病错杂并重时采取的一种治疗原则。就是说，当单治本病不顾其标病，或单治标病不顾其本病，都不能适应病证治疗要求时，必须标本兼顾同治。这样，才能取得较好的治疗效果。

④以感冒为例，患者素体气虚或血虚为本，又反复外感为标，其外感病虽不重，但因其正虚无力抗邪，故外邪不易祛除。因此，必须采用益气解表、养血解表治法，益气、养血是扶正治本，解表是祛邪治标。这样标本同治，才能使正盛邪退而病愈。

（3）调整阴阳

①疾病发生，从根本上说是阴阳相对平衡遭到破坏，其结果是出现阴阳之偏胜偏衰。因此，恢复阴阳相对平衡，促进"阴平阳秘"，乃是临床治

疗之根本法则之一。

②阴阳二气，可以概括其他六纲，所以阴阳是辨证论治总纲，具有提纲挈领作用。"气有多少，病有盛衰，治有缓急，方有大小。"《素问·至真要大论》

③按照发病机制，对阴阳失调者，"损其有余，补其不足"；"谨守病机，各司其属，有者求之，无者求之，盛者责之，虚者责之，必先五胜，疏其血气，令其条达，而致和平，此之谓也"。《素问》

（4）扶正祛邪

疾病过程，是正气与邪气矛盾双方相互斗争的过程。因而治疗疾病，就要扶助正气，祛除邪气，改变邪正双方的力量对比，使之有利于疾病向痊愈方向转化。

（5）调整脏腑

人体是一个有机整体，脏与脏、腑与腑、脏与腑之间，在生理上相互协调、相互促进，在病理上则相互影响。因此，注意调整各脏腑之间的关系，使其功能协调，才能收到好的治疗效果。

（6）调理气血

气血是各脏腑及其他组织功能活动的主要物质基础，气血各有其功能，又相互为用。调理气血的方法，是以"有余泻之，不足补之"为原则，使它们之间的关系恢复协调。

（7）三因制宜

三因制宜，是指因地制宜、因时制宜、因人制宜。由于疾病发生、发展和转归，受多方面因素影响，如"时令气候""地理环境"，尤其是患者个体体质因素，对疾病影响更大。因此，在治疗疾病时，必须把诸多因素加以考虑，具体问题具体分析、区别对待，以制定出适宜的治疗方法。

（五）独树一株医疗体系观

独树一株的医疗体系，是中国医学对科学抗衰老研究的第五个卓越贡献。

中国医学独树一株的医疗体系，有"内治"与"外治"两大类。"内治"与"外治"同理、同方、同药。不同者，在于奥妙之施治方法。不

抗衰老"革命"

论预防、保健，还是临床、康复，巧用传统医疗方法，内外兼施可收奇效。

1. 不同于现代医学之中国医学内治医疗方法（见表 2）

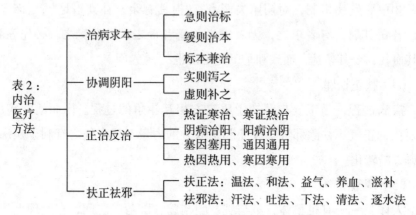

表 2：内治医疗方法
- 治病求本
  - 急则治标
  - 缓则治本
  - 标本兼治
- 协调阴阳
  - 实则泻之
  - 虚则补之
- 正治反治
  - 热证寒治、寒证热治
  - 阴病治阳、阳病治阴
  - 塞因塞用、通因通用
  - 热因热用、寒因寒用
- 扶正祛邪
  - 扶正法：温法、和法、益气、养血、滋补
  - 祛邪法：汗法、吐法、下法、清法、逐水法

2. 不同于现代医学之中国外治医疗体系（见表 3）

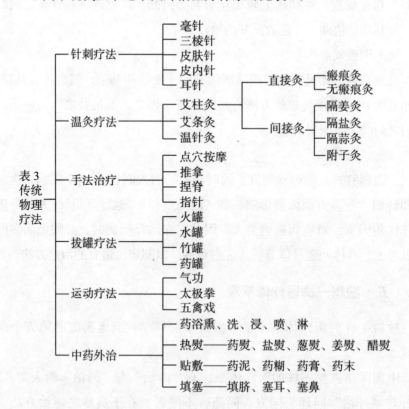

表 3 传统物理疗法
- 针刺疗法
  - 毫针
  - 三棱针
  - 皮肤针
  - 皮内针
  - 耳针
- 温灸疗法
  - 艾柱灸
    - 直接灸
      - 瘢痕灸
      - 无瘢痕灸
    - 间接灸
      - 隔姜灸
      - 隔盐灸
      - 隔蒜灸
      - 附子灸
  - 艾条灸
  - 温针灸
- 手法治疗
  - 点穴按摩
  - 推拿
  - 捏脊
  - 指针
- 拔罐疗法
  - 火罐
  - 水罐
  - 竹罐
  - 药罐
- 运动疗法
  - 气功
  - 太极拳
  - 五禽戏
- 中药外治
  - 药浴熏、洗、浸、喷、淋
  - 热熨——药熨、盐熨、葱熨、姜熨、醋熨
  - 贴敷——药泥、药糊、药膏、药末
  - 填塞——填脐、塞耳、塞鼻

附录 2　我的"健康养老"中国梦

北京翠湖老年庄园　乔志恒

一、中国进入老龄化社会

1. 根据国家统计局，2010 年第六次全国人口普查结果，我国 60 岁及以上人口突破 1.77 亿，占人口总量的 13.26％，中国已经进入了老龄化社会。2012 年 10 月 23 日，全国老龄委办公室发布消息：2013 年我国 60 岁以上老年人口将突破 2 亿，未来 20 年我国老年人口，将进入快速增长期。

2. 我国是世界上人口第一大国，也是世界上老龄化人口最多的国家。随着社会老龄化发展，国家将面临养老、医疗，以及赡养等诸多问题，已经成为全社会乃至每个家庭、每个人，不得不面对的现实问题。"未富先老"人口老龄化挑战，对我们国家养老事业来说，无疑是雪上加霜。

二、怎样面对"未富先老"？

1. 积极倡导"健康养老"

国家顶层研究设计，办法多多：延迟退休，以房养老，养老金入市，养老保险等。有人说："未富先老"，既是挑战，又是机遇。这话很有哲理性。从现代康复医学来说，创办现代康复型敬老院，既是国内外发展养老事业的总趋势，也是发展现代康复医学难得的机遇。因此我们建议，国家对克服"未富先老"顶层研究设计，应加上一条，"健康养老"。如何把社会发展中的负能量，转化成正能量？如何不失时机，打造"银发科技"、老年产业链？是大有文章好作的。因此，我们应该把"健康养老"，看作化解"未富先老"的一把利剑。

2. 何谓"健康养老"？

老人入住敬老院，目的很明确，就是为追求健康、长寿而来。怎样提高老人的健康水平？怎样提高老人预期寿命，达到快乐百岁的目标呢？

（1）医生根据世界卫生组织（WHO）提出健康10条标准，进行健康评估。首先建立健康档案，进行必要的健康干预，控制疾病风险因素。其目的在于促进老人健康，减少疾病，降低由疾病引起的致残率和死亡率。

（2）医生在健康评估基础上，要不失时机，对老人进行科学运动、康复调理、康复医疗，使老人的健康状态向好的方面转化。

（3）为了对老人进行量化评估，可参照《亚健康状态评估与康复》一书，把人体健康状态划分为5个等级方案，鼓励老人健康指数"得正分、多得分"。即从Ⅴ级转化为Ⅳ级，再从Ⅳ级转化为Ⅲ级，从Ⅲ级转化Ⅱ级等。要让老人的身体健康状态遵循"健康养老，科学抗衰老"解读，一天天好起来。

（4）有资料显示：进行有效健康管理，讲究健康生活方式，可使高血压发病率下降55%；脑卒中下降75%；脑肿瘤下降1/3；糖尿病下降50%，并使生活质量大为提高，人均寿命延长。而所需健康管理费用，不足医疗费用1/10。实践证明，有效健康管理卓有成效，不但可以控制疾病风险，而且可以延长人均寿命，大幅减少医疗费用开支。

三、两种养老观念的博弈

1. 传统养老观念

（1）父子对话

父："我想上敬老院，一日三餐，不用犯愁，还有人聊天，也用不着你们牵挂，你们就专心上班做好工作。"

子："上敬老院干什么？等死，咱不去！"

父："我上那种敬老院，人家叫康复型敬老院，每天有康复师，教体操、做康复，不跑医院，不排队，哪找这好事？！"

子："什么？康复型敬老院？！我也听说过，有康复师教太极拳，做康复治疗，那是好事。去，花多少钱，咱都该去！"

（2）对话解读

传统养老方式，老人入住敬老院，就像前面提到的，主要关注吃、住，只能实现老人生活基本需求。于是有些老人说："年岁大了，活一天，赚一天，顺其自然！"还有的老人宽慰别人说："别想那么多，想也没用，听天由命吧！"这是一种消极、被动的养老方式，缺少健康养老和科学抗衰老理念，对现代康复医学技术，在抗衰老中的作用和地位缺少应有的认识。这种认识不可取，它无助于养老事业的发展。

2．现代养老观念

（1）康复型敬老院模式，是一种积极、主动的养老方式，强调健康养老、科学抗衰老理念，追求"快乐百岁不是梦"理想目标，代表一个国家的社会文明、科技和经济发展水平，是养老事业发展的总趋势。

（2）从医学心理学观点说：一座现代化康复型敬老院的标准，应讲究"五化"：

①总体设计社区化

②环境幽静园林化

③房间设施星级化

④医疗服务康复化

⑤管理程序信息化

（3）老年康复医学的目的，在于通过现代康复，运用多学科技术成就，以达到"健身防病、慢病康复，独立生活，提高生活质量，延长人均寿命"。因此，老人入住康复型敬老院，目的非常明确，是为身体健康，慢病早康复，健康长寿而来的，这不仅反映科学发展和社会进步，而且揭示科学抗衰老的真实内涵。

四、现代康复医学理念

1. 现代康复医学，强调"生命在于运动"，"生命在于科学的运动"。老人退休以后，无论是在家里，还是在敬老院里，要避免久坐、贪卧，缺少运动的现象。

美国科学家研究发现，久坐不动加速衰老，经常运动能延年益寿。如果每天坐着看电视 6 小时，一生可能缩短 5 年寿命。而且，对女性来说，久坐、贪卧、缺少运动，对健康危害比男性更大。

2. 最近《美国趣味科学网站报道》：久坐会增加患某些癌症的风险。研究人员发现，每天多坐两小时，患结肠癌风险增加 8%，而女性患子宫癌风险增加 10%。但研究人员表示，任何形式的锻炼都有益于整体健康水平。

3. 祖国医学告诫人们，"久卧伤气""久坐伤肉""逸则气滞"。也就是说，过分静养，会使胃肠消化功能减弱，"脏腑功能呆钝、气血流行滞涩"，抵抗力下降，免疫功能受损。由此导致血糖、血脂、尿酸、血压升高。久而久之，人就会患病。诸如：反复感冒、食欲不振、精神萎靡、疲劳乏力等。

4. 一些研究资料表明：老年人不论是每天散步、做操、打太极拳，还是练书法、绘画，或做手工、轻度体力劳动等，均有助于延缓衰老，防止肌肉萎缩，防治老年痴呆，保持健康体魄。"动"，对老年人身体健康，具有重要的作用和意义。

五、怎样让老人"动"起来?

1. 强化"健康养老"理念

我们提议：在全国专业养老机构，创办康复型敬老院，老人在医生、康复师的指导下，开展各种康复活动，强化"健康养老"理念。

（1）互助养老：积极倡导"帮助别人，快乐自己"的现代雷锋精神，倡导生活自理者，帮助失去生活自理能力者。这种"助人为乐"精神，无论是在家中还是在社会、敬老院里，都要大力提倡，形成社会良好风气。

（2）以院为家：倡导老人以主人翁责任感，倡导志愿者服务精神，在敬老院里，看家护院、养花种菜，清洁绿化，参加一些力所能及的活动，从公共事业服务中弘扬美德。

（3）老有所为：敬老院要专门组织，创建老人各种活动平台，发挥老年知识分子、科技工作者等各种才能，开展技术研究、技术开发、产品设计；组织书画比赛、书画展览；开展文艺创作、文艺演出；举办科普讲座、技术培训，开展各种各样、丰富多彩的有益活动。千方百计让老人"动"起来。"动"，可提高老人健康素质；"动"，有助于延缓衰老，实现快乐百岁目标。

（4）开拓"银发科技"：在开展上述活动时，在提倡"志愿者"、助人为乐、公益活动的同时，还应引进激励机制，以奖励、津贴、合作等形式，开拓"银发科技"、老年产业链。使老年产业，从无到有，由小到大，逐步形成规模，以促进老年产业持续发展。

2. 开展丰富多彩的康复活动

康复型敬老院，要因地制宜，开展种类繁多、丰富多彩的康复活动，创造条件让住在敬老院的老人"动"起来。如开展自然疗法、运动疗法、物理疗法、作业疗法、工娱疗法、心理治疗等。开展这些康复活动，具有"一箭双雕"的作用。一方面，它提倡一种积极、主动养老观念，克服那种消极、被动养老方式；另一方面，丰富多彩的康复活动，特别是结合个人爱好的娱乐活动，提高康复训练兴趣，丰富老年生活，克服孤独，延缓衰老，防治老年痴呆，具有不可估量的作用和意义。（详见生命健康训练营活动安排）

六、"健康养老"战略发展目标

1. 整体管理目标

从科学发展观点看，"健康养老"是养老事业发展的总趋势，康复型敬老院发展模式，是养老事业发展的必由之路。一座现代化康复型敬老院，与传统型敬老院相比较，其战略发展目标应设定为：

（1）健康素质最高；

（2）人均寿命最长；

（3）患病率最低；

（4）并发症最少；

（5）致残率最低；

（6）死亡率最低。

2. 康复技术指标

（1）需要康复诊疗的患者，能及时得到有效的康复医学服务；

（2）康复治疗评估，可信度≥80%；

（3）患者对康复诊疗，满意率≥90%；

（4）Ⅱ级以上医疗事故，年发生率为0；

（5）年技术差错率≤1%；

（6）康复处方合格率≥98%；

（7）康复病历、康复诊疗各项记录，书写合格率≥90%；

（8）设置康复病床者，病床使用率85%~92%。

七、结束语

1. 强调"健康第一"

人们常说"拥有健康，就拥有一切；失去健康，就失去一切"。老年人要"忘记年龄，远离疾病"，不断提高自己生命质量和生活质量。讲究健康生活方式，强调"健康第一"，打赢健康保卫战；这是灵魂，这是根本。

2. "健康是福，健康无价"

何谓"福"？身体健康不生病，"自己不受罪，家人少受累，国家少负担"，这就是"福"，也是我们倡导"健康养老"的真谛；何谓"健康无价"，即使你拥有"金山、银山"，但你不仅买不到健康，同样也买不到幸福，这是一条不容置疑的真理。

附录3 生命健康训练营

好消息，好消息！

北京翠湖老年庄园康复中心，将举办"生命健康训练营"，为您"健康养老，科学抗衰老"保驾护航。

一、训练营目的

控制"三大疾病"源头"过劳猝死"，防治"六高一低"症，为您安全度过"生命健康风险期"保驾护航。

二、课程设置

邀请中国康复研究中心主任医师乔志恒主讲《科学抗衰老，健康到百岁》。

第一讲：科学抗衰老的一条新思路："一个目标，三个理想，五大人体本能训练，七个鲜为人知的原因？九个健康长寿秘诀。"

第二讲：构筑人体科学抗衰老第一道防线，讲究健康生活方式，开心微笑训练，让"健康者更健康"。

第三讲：构筑人体科学抗衰老第二道防线，针对"六高一低"症，促进亚健康患者转化为健康状态，安全度过"生命健康风险期"。

第四讲：构筑人体科学抗衰老第三道防线，目的在于强化"三大"疾病防治，有效控制或减少"三大疾病"发生率、复发率、致残率和死亡率。

三、请看几则信息

1. 据报道：中国科学院所属 7 个研究所和北京大学专家、教授，在 5 年中有 134 人谢世。平均年龄为 53.3 岁，比全国人均寿命约低 20 岁。

2. 另据报道：清华大学公共健康研究中心，曾发布《2011 中国企业家健康绿皮书》称：中国企业家总体健康状况自评打分 53.55 分，远远低于美国 71.95 分。《绿皮书》说：40 岁以上企业家步入高风险人群，而男性比女性面临着更高的疾病风险。

3. 最新统计显示，我国每年发生"过劳猝死"人数达 60 万人，中国已超越日本，成为"过劳猝死"第一大国。这相当于每天超过 1600 人，因"过劳猝死"离开人世。

4. 据医学专家分析：专家、教授、企业家、文艺工作者、中年知识分子，发生"过劳猝死"的原因，大多数是由于劳逸失度、体质下降，慢性病多发，长期患有"六高一低"症，没有引起足够重视，或者没有积极防治而造成的恶果。

5. 据调查，我国"英年早逝"的悲剧，大多发生年龄段在 40~55 岁，有人称这个年龄段为"生命健康风险期"，并认为"过劳猝死"主要"元凶"是"六高一低"症。

四、"六高一低"症解读

1. 何谓"六高一低"症？"六高"即高血压、高血脂、高血黏、高血糖、高体重、高度疲劳症；"一低"是指机体免疫功能低下。

2. "六高一低"症对人体有哪些危害？主要危害有三：一是"六高一低"症是"过劳猝死"的主要"元凶"；二是"六高一低"症是发生"三大疾病"（心、脑血管病和肿瘤）的源头；三是"六高一低"症是造成我国"三大疾病"死亡的重要原因。

五、怎样控制"过劳猝死""三大疾病"源头?

欲控制"过劳猝死""三大疾病"的发生源头,首先要做好"六高一低"症康复预防,降低风险疾病发生率,训练营主要方法有:

1. 增强两种意识

(1)增强健康意识:一切事物,人是第一宝贵的。

一切财富,唯有健康才是最大的财富。拥有健康就拥有一切,失去健康就失去一切;每个人对健康都梦寐以求,健康生活是一门科学、是一门艺术。

(2)增强风险意识:"六高一低"症,是一个警号,是一个不祥的信息,是亚健康临床的集中表现;"六高一低"症,是"三大"疾病源头,是暴风雨来临之前,上策是居安思危防患于未然。

2. 讲究均衡营养

训练营早、中、晚三餐,用现代营养科学理论,新鲜有机蔬果,通过对主食类、蛋白类、蔬果类、油脂类等丰富多样食材,均衡搭配摄入,以增强健康为目标。

3. 提倡科学运动

生命在于运动,生命在于科学的运动。训练营康复师,根据体验者个体情况,制订运动计划,安排有氧运动、通过科学多样运动,缓解疲劳、焦虑、紧张情绪,有助于养成健康生活方式。

4. 评估与调理并重

(1)训练营通过健康评估,采取个体化对照方式,评估体验者的健康状态、训练后成果,客观反映体验者健康状况的变化。

(2)健康评估方法:包括体重、身高、血压、心率、生化、免疫、血氧饱和度($SPO_2\%$)、细胞成像检查、超声多普勒、细胞动力全息分析、经络检测等,对人体做出从宏观到微观的客观评估。

(3)物理因子调理:利用自然因子、人工物理因子作用于人体,以促进血液循环,增强新陈代谢,调节神经系统,提高免疫功能,加速细胞组织修复,消除致病风险因素、达到慢病康复、促进健康目的。调理方法有:

运动疗法、温热 – 间动电疗法、红光灯照射、微波疗法、超短波疗法、开心微笑训练等；中医外治调理：包括针灸、火罐、推拿等。

生命健康训练营活动日程表（讨论稿）

第一天

时间	项目
17：30	到百老汇报道，宣讲活动安排、注意事项
17：30~18：00	录入客户信息，健康状况摸底
18：00~18：30	晚餐（细胞标准化食谱）
19：00~20：00	晚会演出
20：00~21：00	填写 A 级问卷评估表
21：00~22：00	自由活动（水浴、足疗）
22：00	休息

第二天

时间	项目
6：30~7：00	起床
7：00~7：30	有氧运动，散步、慢跑、太极拳、眼部保健操
7：30~8：00	早餐（细胞标准化食谱）
8：00~9：00	健康评估（体重、血压……）（读报）
9：00~10：00	开心微笑训练（开心—笑小游戏）
10：00	
10：00~11：00	健康讲座（一）
11：00~11：30	运动疗法训练
11：30~12：00	作业疗法训练
12：00~12：30	午餐（细胞标准化食谱）
13：00	
13：00~14：00	午休
14：00~14：30	肠道微环境平衡调理（按摩、电疗法）
14：30~15：00	运动、作业疗法（插花十字绣、手工绢花）
15：00——16：00	开心微笑训练（看电影）

时间	项目
16:00	
16:0~18:00	有氧运动，自由活动（水疗）
18:00~18:30	晚餐（细胞标准化食谱）
19:00	
19:00~21:00	新鲜果蔬、牛奶调理、养生汤调理
21:00	
21:00~22:00	文艺演出 KTV 影院、水疗、足疗或 自由活动
22:00	休息

第三天

时间	项目
6:30~7:00	起床
7:00~7:30	有氧运动，散步、慢跑、太极拳
7:30~8:00	早餐（细胞标准化食谱）
8:30	
8:30~9:30	中医养生调理、火罐、针灸、推拿等
9:30~11:00	看电影（插花十字绣、手工绢花）
10:00	
10:00~12:00	健康讲座（二）
12:00~12:30	午餐（细胞标准化食谱）
13:00	
13:00~14:00	午休
14:00~14:30	肠道微环境平衡调理（腹部按摩）（养生菜）
14:30~15:00	健康讲座（三）
15:00~16:00	开心微笑再训练（太极）半成品加工
16:00	
16:00~18:00	健康锻炼、（广场舞）英语口语
18:00~18:30	晚餐（细胞标准化食谱）
19:00	

续表

时间	项目
19:00~21:00	晚会演出、经络调理（推拿按摩）
21:00	
21:00~22:00	新鲜果蔬、牛奶调理（养生汤、足疗）
22:00	休息

第四天

时间	项目
6:30~7:00	起床
7:00~7:30	有氧运动（太极、环湖竞走比赛）
7:30~8:00	早餐（细胞标准化食谱）
8:00	
8:00~8:30	健康评估复查（体重、血压等）读报
8:30~10:00	养花、种菜小知识
10:00	
10:00~11:00	健康讲座（四）
11:00~12:00	保健干预（制订针对性的保健方案、室内托球、室内钓鱼）
12:00~12:30	午餐（细胞标准化食谱）
13:00	
13:00~14:00	午休
14:00~14:30	康乐设施、经络复查（编织）
14:30~15:00	健康评估复查
15:00	
15:00~16:00	变废为宝、益智游戏
16:00	回程，文艺部放欢送音乐"友谊地久天长"

附：关于训练营名称，跟着市场走商榷制订。设备与人员、环境布置、笑脸画廊、警示句，参见另文。（从略）

六、细胞标准化一周食谱

（一）蛋白日：（第1天）（星期一）

07：00~7：30早餐：鸡蛋1个（一个50克左右的鸡蛋热量76卡路里）+豆浆1杯（1杯250克豆浆热量35卡路里）+低糖点心1份（一片50克面包热量156卡路里）。

热量共计：267卡路里

11：00~11：30午餐：酱鸡腿1只（一只83克鸡腿热量约159卡路里）+毛豆（10颗毛豆8克热量10卡路里）+扁豆（素炒300克扁豆热量约234卡路里）+米饭（一碗100克米饭热量116卡路里）+冬瓜汤（1小碗250克冬瓜排骨汤热量127卡路里）。

热量共计：646卡路里

17：00~17：30晚餐：蘑菇炒肉（400克蘑菇炒肉热量约360卡路里）+馒头（一个20克馒头热量44卡路里）+粥（一碗300克小米粥热量138卡路里）。

热量共计：542卡路里

（二）新陈代谢日：（第2~4天）（星期二、三、四）

07：00~7：30早餐：酱牛一份3~4两（100~150克）（一份100克酱牛肉热量229卡路里），鸡蛋1个（一个50克左右的鸡蛋热量76卡路里）+南瓜粥1碗（一碗300克南瓜粥热量62卡路里）+低糖点心1份（两片6克饼干热量52卡路里）。

热量共计：419卡路里

11：00~11：30午餐：猪肝（100克猪肝热量129卡路里）+豌豆（一碗172克豌豆苗热量58卡路里）+虾（10个虾仁100克热量48卡路里）+米饭/谷物（一碗100克米饭热量116卡路里/两个100克玉米窝头热量234卡路里）+菌汤（一碗600克什锦香菌汤热量134卡路里）。

热量共计：485 卡路里 /603 卡路里

17：00~17：30 晚餐：柿子椒炒肉（一盘 350 克青椒炒肉丝热量 347 卡路里）+ 馒头 / 窝头（一个 20 克馒头热量 44 卡路里 / 一个 50 克玉米窝头热量 117 卡路里）+ 粥（一碗 300 克小米粥热量 138 卡路里）+ 水果（一碗 500 克果蔬酸奶沙拉热量 324 卡路里 / 一个 170 克苹果热量 77 卡路里）。

热量共计：853 卡路里 /679 卡路里

（三）新陈代谢日：（第 5~7 天）（星期五、六、日）

07：00~7：30 早餐：酱鸡一份 3~4 两（100~150 克）（一份 100 克酱爆鸡丁热量 153 卡路里）+ 鸡蛋 1 个（一个 50 克左右的鸡蛋热量 76 卡路里）+ 豆浆 1 杯（1 杯 250 克豆浆热量 35 卡路里）+ 低糖点心 1 份（50 克自制燕麦花生酱点心热量约为 113 卡路里）+ 水果（一个 170 克苹果热量 77 卡路里）。

热量共计：454 卡路里

11：00~11：30 午餐：红烧鱼头（一碗 300 克红烧松鱼头热量 318 卡路里）+ 蚕豆（10 颗 40 克蚕豆热量 130 卡路里）+ 豇工（一盘 200 克炒豇豆热量 74 卡路里）+ 谷物（一个 50 克玉米窝头热量 117 卡路里）+ 白菜豆腐汤（一份 180 克白菜炖豆腐热量 162 卡路里）+ 水果（一个 170 克苹果热量 77 卡路里）。

热量共计：878 卡路里

17：00~17：30 晚餐：西红柿炒菜花（一碗 250 克番茄菜花热量 292 卡路里）+ 馒头 / 窝头（一个 20 克馒头热量 44 卡路里 / 一个 50 克玉米窝窝头热量 117 卡路里）+ 粥（一碗 300 克小米粥热量 138 卡路里）+ 水果（一碗 500 克果蔬酸奶沙拉热量 324 卡路里 / 一个 170 克苹果热量 77 卡路里）。

热量共计：798 卡路里 /624 卡路里

注：1. 谷物可以任选糙米饭（100 克南瓜糙米饭热量 100 卡路里）、五谷米饭（100 克五色五谷饭热量 128 卡路里）等。

2. 富含维生素 D 的水果蔬菜：樱桃（一颗 8 克樱桃热量 4 卡路里）、番石榴（一个 243 克番石榴热量 99 卡路里）、红椒（一个 50 克红椒热量约为 25 卡路里）、黄椒（一个 10 克黄椒热量约为 26 卡路里）、柿子（一个 104 克柿子热量 74 卡路里）、草莓（一个 19 克草莓热量 6 卡路里）、橘子（一个 142 克橘子热量 61 卡路里）、芥蓝（100 克芥蓝热量 19 卡路里）、花菜（一碟 82 克菜花热量 20 卡路里）、猕猴桃（一个 125 克猕猴桃热量 70 卡路里）、蘑菇（100 克蘑菇热量 20 卡路里）。

3. 每天喝 2000~3000ml 的水 + 走 10000 步的路。

4. 以不让自己饿为原则，饿了可以吃水果，晚上 8 点以后不进食，不吃茶和含咖啡因的饮料。

5. 必要时，提供适量蛋白粉、鱼肝油等。

附录4 康复型敬老院解读

中国康复研究中心 乔志恒

今年 4 月 25 日，《参考消息 北京参考》头版头条大标题："北京将优先建康复型和护理型养老机构。"近几年，也常听人们谈论康复型敬老院。何谓康复型敬老院？康复型敬老院与护理型敬老院相比，它有哪些不同？一座设备完善的康复型敬老院，应当具备哪些康复医疗条件？康复对老年常见病、慢性病，医疗效果如何评价？康复型敬老院，战略发展未来走向如何？等等。兹就一些养老热点问题，不惜冒昧，陈述管见，与同道商榷。

一、何谓康复型敬老院？

1. 康复型敬老院，是一种创新型、主动性养老机构，适用于中、高端养老群体，其目的在于：转变传统的被动性养老方式，创建一种主动性康复型养老的新模式。

2. 根据康复医学理念，老人入住康复型敬老院，首先把独立生活、提高生活质量，提高老人健康素质，慢病康复医疗放在第一位。

3. 在康复型敬老院里，拥有现代化老年康复中心，专供老人健身防病、慢病康复、健康养老、科学抗衰老，按标准配置一定的设备和人员。

二、康复型敬老院与护理型敬老院有何不同？

康复型敬老院与护理型敬老院比较，它们有哪些共同点？又有哪些不同点呢？它们的主要共同点是：两者均关注老人的生活基本需求，即吃、住、护理、娱乐几大项目。但康复型敬老院，还积极倡导主动性养老，强调应用现代康复技术，进行健康养老、科学抗衰老，实现快乐百岁目标。那么，两者有哪些不同点呢？请看下表。

康复型敬老院与护理型敬老院比较

	康复型敬老院	护理型敬老院
养老方式	主动性养老	被动性养老
医学目的	健康养老、科学抗衰老	听天由命，顺其自然
服务对象	社会"中、高"端群体	社会"中、低"端群体
康复手段	自然因子＋物理因子＋"3T"＋心理疗法[注1]	药物、传统医疗方法
管理指标	"两高四低"[注2]	没有康复管理指标

注1："3T"即物理疗法、作业疗法、言语疗法的英文缩写。
　2："两高四低"。"两高"即健康素质最高、人均寿命最长；"四低"即患病率最低、并发症最低、致残率最低、死亡率最低。

三、康复型敬老院，应具备哪些康复条件？

康复型敬老院，应根据养老床位数多少，配置康复设备和技术人员。一般划分为5个等级：500张床位、1000张床位、5000张床位、10000张床位，及其10000张以上床位。有关康复设备及人员配置标准，请参见内部资料。

举例：一个500张床位的康复型敬老院，康复设备与技术人员，基本配置标准如下：

（一）现代康复设备

第一类：应用自然物理因子

要"因地制宜"。在有条件的地方，充分利用自然物理因子进行康复医疗。如空气浴、日光浴、海水浴、沙滩浴、矿泉浴、森林浴、洞穴疗法、气候疗法等。根据传统医学名句："是药三分毒"的认识，我们倡导应用自然因子、物理因子，适时进行康复医疗。尽可能"不用药，少用药，不滥用药"。这种方法，有利于人体生理平衡，提高人体免疫功能，远胜于"多用药，滥用药"的康复医疗效果。

第二类：应用人工物理因子

1. 物理治疗

（1）运动器械：训练用垫、床、阶梯、肋木、棍和球、沙袋和哑铃；划船器，墙拉力器，功率脚踏车、手指肌训练器，股四头肌训练器，前臂旋转训练器，滑轮吊环；拐杖，助行器，助力平行木，姿势矫正镜，颈椎、腰椎牵引设备等。

（2）电光声磁：低频脉冲，电脑中频，动态干扰，脉冲超短波，红外线，紫外线，低强度激光，超声波、磁疗等设备。

（3）人工水浴：淡水浴、药物浴、蒸汽浴、综合淋浴、水中运动浴等。

2. 作业治疗：沙磨板，插板、插件、螺栓，训练用球类，日常生活训练用具，以及琴棋书画，包括电脑在内的作业训练，快乐百岁俱乐部的相关活动。

3. 功能测评：握力计、拉力计、身高—体重计，微循环检查仪、心脑功能评测仪，以及其他常用功能测评设备。

（二）传统康复设备

在我国传统医学中，有一个完全不同于现代康复的传统治疗手段，称为"外治"疗法，或称传统康复医疗。其种类之多，内容之丰富，举世罕见。针灸、拔罐、按摩、推拿、刮沙、中药外用等用具用品，人体经络穴位示教"铜人"或挂图等。

（三）人员配备

主任康复医师	1 名
主治康复医师	1 名
主治全科医师	1 名
专科康复医师（可由专科医师兼任）	2 名
运动治疗师（士）（含保健按摩师）	2 名

作业治疗师（士）（含保健按摩师）　　　2名

物理治疗师（士）（含针灸、中药外治）　1名

心理治疗师（士）　　　　　　　　　　　1名

语言治疗师（士）　　　　　　　　　　　1名

护士（设含护士长）　　　　　　　　　　若干名

五、几种慢性病的康复

问1：偏瘫怎样康复？

答1：偏瘫康复目的在于：

（1）恢复肢体运动功能，防治并发症、减少后遗症，预防再次复发。康复治疗以运动疗法为主，根据病情综合电疗、针灸、按摩等。

（2）偏瘫康复最佳时期是发病1~3个月，半年之内康复治疗都有效。

问2：脊髓损伤怎样康复？

答2：（1）脊髓损伤在外科、骨科处理后，康复目的在于预防、治疗并发症，如呼吸道感染、泌尿道感染、深层静脉血栓、关节挛缩畸形、移位骨化、皮肤压疮等，均应及早预防、迅速治疗，防止不良后果发生。

（2）根据损伤水平不同，进行功能性训练，如高位（C_4）截瘫患者，提供环境控制系统学习与训练，手功能重建与训练；C_7~T_{12}进行功能性步行训练等。这些功能性训练方法，对于脊髓损伤患者来说具有重要意义。

问3：颅脑损伤怎样康复？

答3：颅脑损伤依损伤程度、时间长短不同，可分为早期、中期和后期。

（1）早期：主要对患者进行躯体感觉刺激，提高觉醒水平，使患者认出周围环境、人和物；

（2）中期：进行言语、记忆、思维训练，训练事物分类、排列顺序和学习能力；

（3）后期：主要训练对环境适应和独立生活能力。早期、中期和后期，我们还采用物理疗法、针灸疗法等，以加速患者唤醒、认知、记忆功

能恢复。

问4：颈肩腰腿痛怎样康复？

答4：颈肩腰腿痛康复，包括病因治疗和对症治疗两个方面：

（1）病因明确者，应尽可能想方设法，消除致病因素；

（2）对疼痛明显者，要采取积极有效的消炎、消肿、镇痛方法，如药物离子导入、温热间动电疗法、场效应治疗、中频电疗法等；

（3）对于慢性疼痛患者，要处理好休息制动与运动锻炼关系，注意躯体因素与心理因素相互影响，正确合理应用综合康复治疗措施。

问5：怎样进行慢病管理？

答5：有些慢性病，虽然医疗效果较好，但极易复发。如心血管病、脑血管病、高血压、糖尿病、关节炎等，均容易造成复发，有的甚至多次复发。那么，怎样预防慢病复发呢？就是慢病管理，则是预防慢病急性发作的有效方法。不管慢病急性发作，多么急骤、多么突然，它们在急性发作之前，总有一些"蛛丝马迹"，可以提供医生进行早期诊断。在医学上，慢病管理注重"风险因素管理"，研究评估疾病诱发因素，制订慢病管理计划，包括对疾病风险因素预防，高风险因素和低风险因素干预计划等。

六、康复型敬老院战略发展目标

1. 环境与设施要求标准

一座现代化康复型敬老院，科学管理规范标准有三：一是环境园林化，鲜花绿地，郁郁葱葱，健身场地，交相辉映；二是室内星级装修，幽雅温馨，有独立卫生间、组合家具、电视、空调、冰箱等，生活设施，一应俱全；三是居室要求酒店式的舒适与温馨，设有套间、单人间、二人间、三人间等，满足不同层次群体需求。

2. 整体管理要求指标

从科学发展目标看，康复型敬老院与护理型敬老院相比，整体管理指标应为：

（1）健康素质最高；

（2）患病率最低；

（3）并发症最少；

（4）致残率最低；

（5）死亡率最低；

（6）人均寿命最长。

3．康复诊疗要求指标

（1）需要康复诊疗的患者，能及时得到有关康复医学服务；

（2）康复治疗评估，有效率≥90%患者；

（3）患者对康复诊疗满意率≥90%；

（4）Ⅱ级以上医疗事故，年发生率为0；

（5）年技术差错率≤1%；

（6）康复处方合格率≥98%；

（7）康复病历、康复诊疗各项记录，书写合格率≥90%；

（8）设置康复病床者，病床使用率，85%~92%；

由上可知，传统养老与现代养老，是新与旧、传统与现代两种养老观念的博弈。实现健康养老、科学抗衰老，创建康复型敬老院，是一项长期而艰巨的工作。毫无疑义，健康养老、科学抗衰老是"为国分忧，为民解难"的善举。健康养老、科学抗衰老是新生事物，代表社会进步，推动科技创新，是对人口老龄化的"亮剑"。新生事物发展，历来不一帆风顺，必然要经历挫折和失败。但是，只要我们不懈努力，执着追求，我们的目标就一定能够达到。

参考文献

1. 卫生部关于印发《护理院基本标准（2011 版）》的通知。

2. 北京将优先建康复型和护理型养老机构。《参考消息 北京参考》（2012.4.25）

3. 卫生部关于综合医院康复医学科管理规范。（1996.4.2）

4. 中华人民共和国老年人权益保障法（1996 年 10 月 1 日起施行）。

5. 卫生部《医疗机构管理条例实施细则》，1994.8.20。

6. 乔志恒：从医学心理学观点，谈翠湖敬老院"园林化"建设。（内部资料）

7. 卓大宏：中国康复医学，第二版，北京：华夏出版社，2004。

8. 专业技术资格考试专家委员会，康复医学与治疗技术，北京：人民卫生出版社。

9. 乔志恒、范维铭等：物理治疗学全书，北京：科学技术文献出版社，2001。

10. 乔志恒编著：《科学抗衰老，健康到百岁》，北京：华夏出版社，2014。

图书在版编目（CIP）数据

抗衰老"革命"/乔志恒，姜志高编著. —北京：华夏出版社，
2018.3

ISBN 978-7-5080-9408-3

Ⅰ. ①抗…　Ⅱ. ①乔… ②姜…　Ⅲ. ①保健—问题解答
Ⅳ. ①R161-44

中国版本图书馆 CIP 数据核字（2017）第 328635 号

抗衰老"革命"

编　著	乔志恒　姜志高
责任编辑	梁学超　苑全玲
出版发行	华夏出版社
经　销	新华书店
印　刷	三河市少明印务有限公司
装　订	三河市少明印务有限公司
版　次	2018 年 3 月北京第 1 版
	2018 年 3 月北京第 1 次印刷
开　本	710×1000　1/16 开
印　张	16.75
字　数	160 千字
定　价	59 元

华夏出版社　地址：北京市东直门外香河园北里 4 号　邮编：100028
网址：www.hxph.com.cn　电话：（010）64663331（转）
若发现本版图书有印装质量问题，请与我社营销中心联系调换。